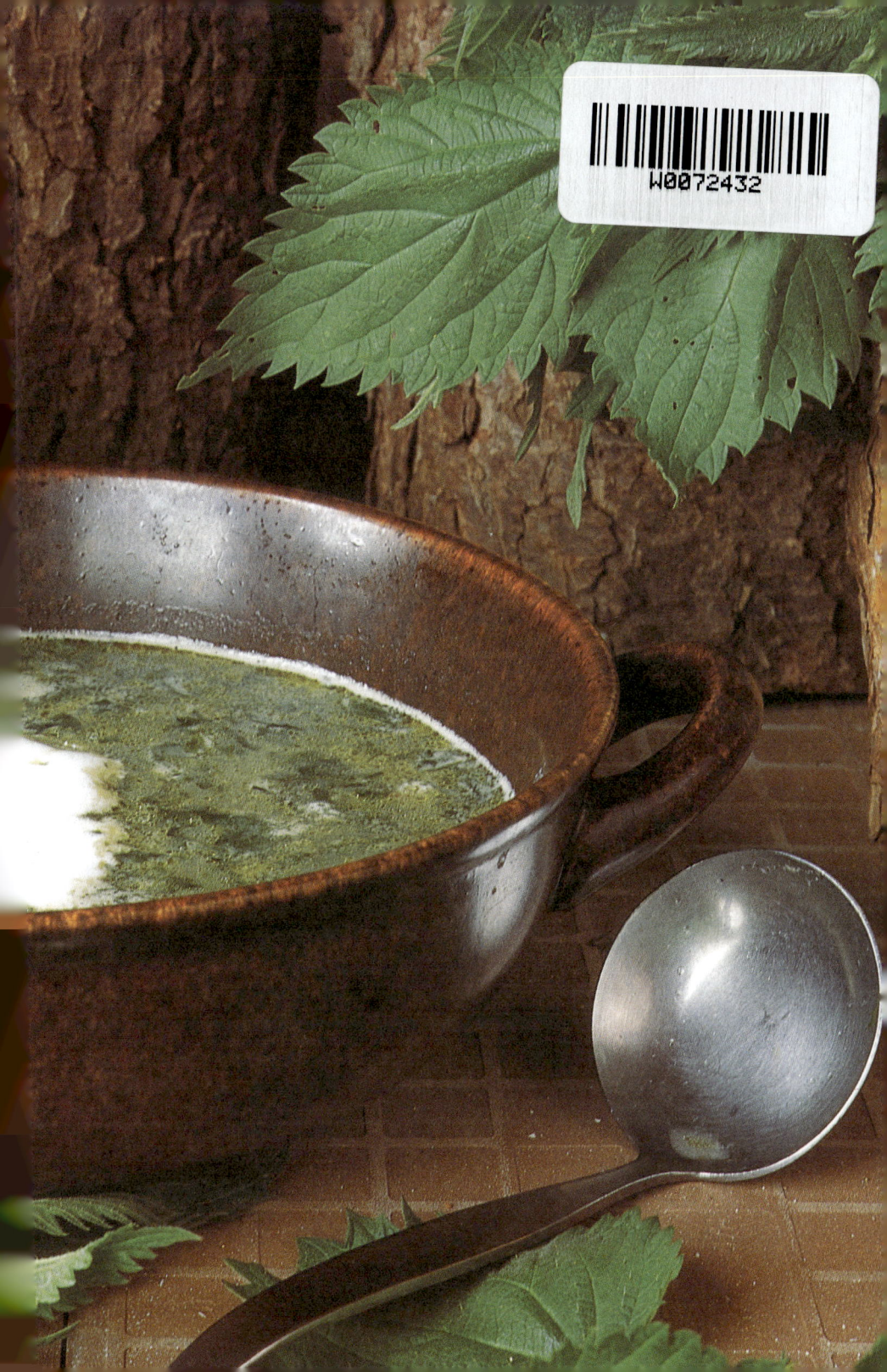

Vorbeugen, heilen und pflegen mit Brennessel

Pia Dahlem

Vorbeugen, heilen und pflegen mit
Brennessel

Heilmischungen und ätherische Öle

Schonende Kosmetik für mehr Schönheit

Leckere Rezepte für mehr Power

Seehamer Verlag

© 2000 Seehamer Verlag GmbH, Weyarn
Alle Rechte vorbehalten
Redaktion und Produktion:
Dr. Reitter & Partner Verlag, Vaterstetten
Umschlaggestaltung: Bine Cordes, Weyarn
Umschlagfoto: Bildarchiv Sammer, Neuenkirchen
Foto Vor- und Nachsatz: Bildarchiv Sammer, Neuenkirchen
Printed in Germany
ISBN 3-934058-32-9

Inhalt

Zwei Gedichte

Der Dichter Friedrich Rückert (1788–1866)
widmete der Brennessel folgendes Gedicht:

„Wenn ihr an Nesseln streifet,
So brennen sie;
Doch wenn ihr fest sie greifet,
Sie brennen nie.
So zwingt ihr Feinen
Auch die Gemeinen
Naturen nie.
Doch presst ihr wacker
Wie Nussaufknacker,
So zwingt ihr sie. "

Ein Loblied auf das brennende Kraut
dichtete der vor allem durch sein Kinderbuch „Struwwelpeter"
bekannt gewordene Frankfurter Arzt
Heinrich Hoffmann (1809–1894):

„Brennessel, verkanntes Kräutlein, dich muss ich preisen,
Dein herrlich Grün in bester Form baut Eisen,
Kalk, Kali, Phosphor, alle hohen Werte,
Entsprechend aus dem Schoß der guten Mutter Erde.
Nach ihnen brauchst du dich nur hinzubücken,
Die Sprossen für des Leibes Wohl zu pflücken,
Als Saft, Gemüse oder Tee sie zu genießen.
Das, was umsonst gedeiht in Wald, auf Pfad und Wiesen,
Selbst in noch dürftiger Großstadt, nahe dir am Wegesrande,
nimm's hin, was rein und unverfälscht die gültige Natur
dir heilsam liebend schenkt auf ihrer Segensspur. "

Einleitung

Jeder kennt die Brennessel – als Unkraut, als zähes, ungeliebtes, wehrhaftes Grünzeug, das man sich sonstwohin wünscht, nur nicht in den eigenen Garten. Doch sollte man sie nicht derart vorschnell verurteilen, denn sie hat eine große Vergangenheit. Die Brennessel gehört nämlich zu den ältesten bekannten Heilkräutern. Noch unsere Großmütter wussten die Nessel zu schätzen, und in den letzten Jahren wurde sie wiederentdeckt. Sie hat es verdient, denn die Brennessel ist in der Tat eine hervorragende Arzneipflanze. Sie ist vollgepackt mit lebenswichtigen Vitaminen und Mineralstoffen, hoch wirksamen Substanzen und heilsamen Inhaltsstoffen. Und: sie schmeckt!

Mit vorliegendem Ratgeber lernen Sie die verborgenen Talente des Unkrauts kennen und erfahren vor allem, wie Sie sie nutzen können. Lesen Sie, was unsere Vorfahren über sie erzählten und welche Wertschätzung sie ihr entgegenbrachten. Sie finden Anleitungen dazu, wie Sie Ihre eigenen Brennesselprodukte zubereiten und richtig anwenden, Sie finden Rezepturen gegen die verschiedenartigsten gesundheitlichen Beschwerden, pflanzliche Zubereitungen für schöne Haut und schönes Haar sowie schließlich viele, viele Ideen, was Sie alles aus der Pflanze in der Küche zaubern können. Experimentieren Sie damit, und lassen Sie sich überraschen! Bald werden Sie die allgegenwärtige Brennessel mit anderen Augen sehen und sicher auch dem allseits bekannten „Wasserdoktor" Sebastian Kneipp zustimmen, der schrieb: „Die Brennessel ist die verachtetste unter den Pflanzen. Für den Kenner hat sie in der Tat den größten Wert."

Brennessel – Geschichte, Botanik, Medizin

Vom Unkraut zur Heilpflanze

Die Brennessel in der Volksmedizin

Pflanzen waren die ersten Nahrungs- und Heilmittel der Menschen. Gewiss zählte auch die weltweit verbreitete Brennessel dazu, doch wissen wir nichts Genaues darüber. Die ersten schriftlichen Überlieferungen, welche Pflanzen wozu nützen, sind in Form einer alten Tontafel erhalten, auf der Heilrezepte aus der Zeit um 2100 v. Chr. festgehalten sind.

In der Antike

Schon die alten Griechen nutzten die Brennessel als Heilkraut. Aus jener Zeit ist noch viel Wissen erhalten, die Anwendungen und Rezepte von damals gelten fast unverändert auch noch heute. Man trank bei allgemeiner Schwäche einen Brennesselblättertee. Bei Arthritis sollte das frische Kraut so lange über das entzündete und schmerzende Gelenk

gerieben werden, bis die Haut zu brennen anfing. Tee oder aus frischem Kraut gepresster Saft galt als geeignet für „blutreinigende" Frühjahrskuren. Junge Brennesseln wurden als Salat gegessen oder in der Suppe mitgekocht.

Hippokrates (um 460–375 v. Chr.) war der erste „moderne" Arzt und leitete eine neue Ära in der Medizin ein. Vor ihm hatte man fest geglaubt, dass Götter und Dämonen für Gesundheit oder Krankheit verantwortlich seien. Nicht so Hippokrates: Er war überzeugt davon, dass jeder Erkrankung eine konkrete Ursache zugrunde läge. Beim gesunden Menschen stehen die vier Körpersäfte Blut, Schleim, gelbe und schwarze Galle im Gleichgewicht miteinander. Beim Kranken ist diese Harmonie gestört. Falsche Ernährung, Wetterumschwünge oder Ähnliches haben die Säfte ins Ungleichgewicht gebracht, und nun muss der überwiegende Saft ausgeleitet werden. Hippokrates und seine Schüler kannten mehrere Mittel dafür. Sie verabreichten ihren Patienten Abführmittel wie Rizinus, Nieswurz, Kohl und Melone oder Brechmittel wie Nieswurz und Ysop, oder aber harntreibende Mittel wie Knoblauch, Spargel, Sellerie, Fenchel, Petersilie, Porree, Meerzwiebel und auch die Brennessel.

In der Geschichte der Pflanzenheilkunde stößt man immer wieder auf Pedanios Dioskurides (um 40–80 n.Chr.). Der Grieche war Militärarzt unter den römischen Kaisern Claudius bzw. Nero und der bedeutendste Pflanzenkenner der Antike. In seinem Arzneibuch „De materia medica" beschrieb er rund 600 Heilpflanzen mitsamt ihren Anwendungen und ihrer Dosierungen. Über die Brennessel finden wir darin folgenden Eintrag:

„Nessel. Die Akalyphe, einige nennen sie Knide (= Nessel), andere Adike (= unschicklich, juckend), die Römer Urtica, die Ägypter Selepsion, die Dakier Dyn, kommt in zwei Arten vor. Die eine nämlich ist wilder, hat rauere, breitere sowie dunklere Blätter und eine dem Leinsamen ähnliche, nur kleinere Frucht. Die andere (Urtica mollis der Römer) hat feinen Samen und ist nicht so rau.

Die Blätter beider, mit Salz als Kataplasma (= heißer Breiumschlag), heilen Hundebisse und Gangrän (= Gewebe- und Knochenbrand), böse, krebsartige und schmutzige Geschwüre sowie Verrenkungen, Skrofeln, Drüsen an den Oh-

ren sowie an den Schamteilen und Abszesse. Milzkranken werden sie mit Wachssalbe aufgelegt. Die Blätter, mit dem Saft zerrieben und eingelegt, helfen auch gegen Nasenbluten. Ferner befördern sie mit Myrrhe im Zäpfchen die Menstruation; die frischen Blätter, eingelegt, bringen Gebärmuttervorfälle in Ordnung.

Der Same, mit Rosinenwein getrunken, reizt zum Beischlaf und öffnet die Gebärmutter; mit Honig als Leckmittel hilft er bei Orthopnöe (= Atemnot), Lungen- und Brustfellentzündungen, führt die Unreinigkeiten aus der Brust und wird den fäulniswidrigen Mitteln zugesetzt. Mit Muscheln zusammen gekocht, erweichen die Blätter den Bauch, vertreiben Blähungen und treiben den Harn. Die Abkochung der Blätter, mit etwas Myrrhe getrunken, befördert die Katamenien (= Menstruation). Der Saft als Gurgelmittel beseitigt die Entzündung des Zäpfchens."

Die Römer kannten eine weitere Anwendung des Brennesselsamens, nämlich als Liebeszauber. Der Dichter Ovid erläuterte die Usancen bei den Griechen: „Pfeffer auch mischen sie wohl mit dem Samen der brennenden Nessel." Einreibungen mit frischen Brennesseln sollten bei Impotenz helfen. Ovid selbst empfahl eine Mischung aus Honig, Zwiebeln, Eiern und Pinienkernen.

Mittelalterliche Klostermedizin

Das Mittelalter brachte in der Medizin und Kräuterheilkunde keinen wesentlichen Fortschritt. Zwar bemühten sich die Ordensgeistlichen (ganz besonders die Benediktinermönche und -nonnen in ihren Klöstern) um den Anbau der Heilpflanzen. Sie schrieben antike Texte ab, übersetzten sie und verfassten neue Bücher, aber stets auf der Grundlage des alten Wissens. Neue Erkenntnisse kamen nicht hinzu. Außerhalb der Klöster wurden viele kundige Kräuterfrauen als „Hexen" verbrannt, womit viel Erfahrungswissen für immer verloren ging.

Hildegard von Bingen (1098–1179) war wesentlich unabhängiger von altem Wissen. Die Äbtissin des Benediktinerinnenklosters auf dem Rupertsberg bei Bingen schrieb nicht einfach von den antiken Gelehrten ab, sondern schöpfte ihre Kenntnisse größtenteils aus eigener Anschauung und Erfahrung.

In ihrer Heilkunde „Physica" und der Arzneikunde „Causae et Curae" äußerte sich die große Heilkundlerin und Mystikerin auch zur Brennessel. Sie empfahl einmal, die ersten Brennesselblätter als Gemüse in Fleischgerichten, Knödeln oder Nockerln mitzukochen:

„Die Brennessel ist in ihrer Art sehr warm. In keiner Weise nützt es, dass sie roh gegessen wird, wegen ihrer Rauheit. Aber wenn sie frisch aus der Erde sprießt, ist sie gekocht nützlich für die Speisen des Menschen, weil sie den Magen reinigt und den Schleim aus ihm wegnimmt. Und dies macht jede Art der Brennessel."

Hildegard wusste auch ein Rezept gegen Gedächtnisschwäche:

„Ein Mensch, der gegen seinen Willen vergesslich ist, nehme Brennessel, drücke den Saft aus und füge etwas Olivenöl hinzu, und wenn er schlafen geht, salbe er damit seine Brust und die Schläfen, und dies tue er so oft, und die Vergesslichkeit in ihm wird vermindert werden."

Dabei muss die Reihenfolge der Einreibungen genau eingehalten werden. Dieses Öl hilft nur bei Patienten, die ihre Gedächtnisschwäche selber noch als solche empfinden. Wenn das Gehirn erst einmal abgestumpft ist, kann auch das Hildegard-Öl nichts mehr bewirken.

In der Neuzeit

Im 16. Jahrhundert erschienen innerhalb von kurzer Zeit mehrere bedeutende Kräuterbücher. Sie wurden rasch sehr populär, da die allermeisten Menschen sich selber helfen mussten, und das auch nur mit den Mitteln, die ihnen die Natur zur Verfügung stellte.

Der Botaniker Hieronymus Bock (1498–1554) hielt die Brennessel für die wichtigste Pflanze überhaupt und setzte sie in seinem Kräuterbuch allen anderen voran. Leonhart Fuchs schrieb im Jahr 1543 über „Krafft und Würckung" der Brennessel:

„Nesselbletter mit Salz zerstossen / heylen die grossen geschwer.

Deßgleichen über faule schäden / als Krebs und dergleichen / gelegt / reynigen sie die selbigen / unnd heylen.

In gleichen massen zerteylen sie auch allerley geschwulst / als ormützel / und dergleichen beülen.

Sie seind auch gut zu dem geschwollenen miltz / so man ein pflaster darauß macht / unnd überlegt.

Gedachte bletter mit dem safft gestoßen unnd über die stirn gelegt / stellen das schweyssen zu der nasen auß.

Gedachter sam mit honig vermengt / unnd ein latwerglin darauß gemacht / ist gut für das keichen / seiten oder rippen / unnd lungen geschwer.

Er macht auch außwerffen / und reyniget die brust.

Der safft von genannten blettern im Mund gehalten unnd gurgelt / ist gut zu dem geschwollenen zepfflin.

Der sam ist auch gantz zuwider dem Wutzerling / und gifftigen schwammen. Diser sam macht leichtlich speyen / so er nach dem abend essen würdt mit Meth eins halben quintlins jngenommen.

Mit süßem wein truncken / ist er gut zu dem auffblen des magens.

Nessel in laug gelegt / vertreibt das har außfallen / unnd den bösen grind / deßgleichen auch der sam.

Die bletter mit beeren schmaltz gestoßen und übergelegt / ist gut zu dem podagra / und allerley weetagen der glieder."

In der Indianermedizin

Auch die nordamerikanischen Indianer kannten und nutzten die Heilwirkung des brennenden Krautes. Es galt als universelles Mittel zur Erhaltung der Gesundheit. Hier einige überlieferte Ratschläge:

▶ Ein Brennesseltee lindert Magenbeschwerden.

▶ Frischsaft aus den Brennesselblättern hilft bei sehr starker und langer Menstruation. Jede Stunde einige Teelöffel davon einnehmen.

▶ Angehörige des Stammes der Ojibwa kurieren Nieren- sowie Blasenbeschwerden mit einer Teemischung aus Brennesselblättern, Bittersüßstängel und Goldrutenkraut.

▶ Bei Nasenbluten vermischte man Brennesselsaft mit Salz, Urin sowie Milch und rieb es sich in die Nase.

Mythen, Aberglaube und Tatsachen

Die Brennessel hat über 1000 volkstümliche Namen, und hinter so manchem stecken aufschlussreiche Geschichten und Mythen. Hier eine kleine Auswahl und ihre Hintergründe.

Der deutsche Name

Das Wort „Nessel" hat den gleichen Stamm wie das griechische *nysso* = steche und steckt auch im indogermanischen *sne* = knüpfen, weben, spinnen. Dieses weist auf ihre frühere Verwendung als Gespinstpflanze hin. Tatsächlich nutzte man bis vor gar nicht langer Zeit die Brennessel wie Hanf und Lein, nämlich als Lieferant guter Fasern.

Während des Mittelalters und in der Neuzeit wurde die Brennessel in nennenswertem Umfang als Faserpflanze angebaut. Die Stängel besonders erfolgreicher Züchtungen erreichten eine Höhe von bis zu 2,5 Metern und lieferten nach einer entsprechenden Verarbeitung

eine weiche, geschmeidige Faser, die seidig glänzte. Aus ihr fertigte man das Nesseltuch. Noch 1723 gab es in Leipzig eine Nessel-Manufaktur, doch dann wurde das Nesseltuch endgültig durch Baumwolle ersetzt.

Der botanische Name

Der botanische Name der Großen Brennessel lautet *Urtica dioica,* die kleinere Art heißt *Urtica urens.* Der erste Name bezeichnet die Pflanzengattung, der zweite steht für die Art. Sowohl *Urtica* als auch *urens* leiten sich vom lateinischen *uro* ab, und das heißt soviel wie „ich brenne ab" – eine Anspielung auf das Brennen, das man bei einer Berührung der Brennessel nur allzu deutlich spürt. *Dioica* ist Griechisch: *di* bedeutet zwei, und *oikos* heißt das Haus. Tatsächlich ist die Große Brennessel zweihäusig. Mit diesem Begriff bezeichnen die Botaniker Pflanzen, bei denen männliche und weibliche Blüten auf zwei verschiedenen Pflanzen leben, also gewissermaßen in zwei Häusern.

Das brennende Kraut

Die meisten volkstümlichen Namen stehen in Zusammenhang mit dem Brennen des Krautes, z. B. „Fiernetel",

„Feuerkraut", „Brenner", „Brennkraut", „Sengnessel". Wer sich am Kraut verbrennt, der schreit laut auf. Daran dachte man wohl bei der Bezeichnung der Brennessel als „Schreinessel". Harmloser klingen „Bitztele" und „Kitzelblume", „Pickmadam" und „Stechmamsell". Aus dem Rheinland ist folgender Rätselspruch überliefert: „Et bröht Dag on Nat on bröuth doch ke Hus af." (Es brennt Tag und Nacht, und brennt doch kein Haus ab.) Was ist das? Gemeint ist natürlich die Brennessel.

Donnerkraut

Bei den Germanen war die Brennessel dem Gott Donar geweiht und sollte vor Blitz sowie überhaupt vor Gewitter schützen. Darauf weist der Name „Donnerkraut". Abergläubische Menschen warfen als Vorsichtsmaßnahme bei Gewitter einen Brennesselkranz über das Hausdach oder ins Herdfeuer. In Serbien vergrub man erst eine Brennessel und baute dann ein neues Haus darauf.

In einem Bericht aus dem Jahre 1673 heißt es:
„Die Leute pflegen, wenn es donnert, die Nessel bei dem Bier zu legen, damit dieses nicht verderben soll." Wenn man einen Strauß Brennesseln an den Rand des Bierbottichs legt, schützt das Kraut das Bier davor, während eines Gewitters umzuschlagen. Vergleichbare Bräuche sind von der Milch bekannt. Die Brennessel schützt sie vor dem Sauerwerden.

Brennende Liebe

Es gibt zahlreiche Bräuche, in denen die Brennessel mit der Liebe in Verbindung gebracht wird. So kann angeblich ein verliebter junger Mann die Zuneigung seiner Auserwählten dadurch gewinnen, dass er ihr Brennesselsamen ins Haar streut. Eine Brennessel im Blumenstrauß besagt: „Sengende Nesseln trägt, wer heiß brennende Liebe in seinem Herzen fühlt." In Böhmen und Schlesien nannte man die Brennessel daher „Brennende Liebe", anderswo auch „Männertreu" und „Männerlieb"

Von Hexen und Teufeln

Immer wieder wurde die Brennessel auch mit Hexen, Teufeln oder Erdgeisstern in Verbindung gebracht. So sollten getrocknete Brennesselbüschel angeblich Haus und Hof vor dem unseligen Treiben der Hexen schützen. Man müsse dazu, so hieß es, das Kraut kreuzweise über Tür und Fenstern aufhängen. Mancherorts wurden die Nesseln auch in den Misthaufen gesteckt und mit einem

Stock geschlagen in dem Glauben, die Hexe könne diese Schläge spüren.

Auch der Teufel liebte die Brennessel, zumindest nach dem Kräuterbuch des Dodonäus aus dem 16. Jahrhundert: „‚Det Kraut kenn ich‘, sagte der Deibel und setzte sich genüsslich in einen großen Brennesselbusch, gleich hinterm Haus.“

Nach einigen Legenden sollen sich an den Wuchsorten der Brennessel die geheimen Eingänge zu den versteckten Wohnungen der Erdgeister befinden. Und wer ein Haar eines Erdgeistes erlangt, kann Steine sogar in pures Gold verwandeln.

Die Brennessel im Märchen

Auch in einigen Märchen kommt die allgegenwärtige Brennessel vor. So ernährt sich die „Jungfrau Marleen“ im gleichnamigen Märchen der Gebrüder Grimm in Notzeiten von der Brennessel. Hans Christian Andersen erzählt im Märchen „Die wilden Schwäne“ die Geschichte von den elf Brüdern, die von der bösen Stiefmutter in Schwäne verwandelt werden. Nur die Schwester kann sie befreien, doch dazu muss sie aus Brennesseln elf Panzerhemden mit langen Ärmeln flechten und binden. Als sie diese Nesselhemden über die elf Schwäne wirft, löst sich der Zauber.

Botanik und Inhaltsstoffe

Botanischer Abriss

Das Allerweltskraut

Die Große Brennessel *(Urtica dioica)* ist eine Staude und überwintert mit Hilfe ihres weit verzweigten unterirdischen Wurzelstocks. Im Frühjahr treibt die Pflanze aus und wächst bis zu 150 Zentimetern in die Höhe. Sie blüht im Sommer von Juni bis August und bildet dann die Samen. Gegen Ende des Herbstes sterben die oberirdischen Teile der Pflanze wieder ab. Der Stängel steht aufrecht, ist vierkantig und bildet keine Zweige aus. Die Blätter sind scharf gezähnt, die Blüten stehen in den Blattachseln im oberen Teil der Pflanze. Es sind unscheinbare Blüten, klein und grün. Da die Brennessel, wie schon erwähnt, zweihäusig ist, kommen die männlichen und weiblichen Blüten auf verschiedenen Pflanzen vor. Die männlichen stehen steif ab, die weiblichen hängen herab und bilden längere Seitenzweige. Der Botaniker spricht hier von Rispen. Die Bestäubung der Blüten erfolgt durch den Wind.

Die Brennessel wächst als Unkraut vor allem in der Nähe des Menschen und seiner Hinterlassenschaften (Müllplätze, Straßenränder, Bauschutt), in Auwäldern und an Gewässern in Ufernähe. Als Kulturfolger hat das Kraut die ganze Welt erobert und fehlt nur im tropischen und südlichen Afrika sowie in den Polargebieten. Übrigens ist das Kraut eine wertvolle Futterpflanze für einige geschützte Schmetterlingsraupen und hat überhaupt in der Ökologie einen hohen Stellenwert.

Der kleine Bruder

In unseren Breiten wachsen hauptsächlich zwei Arten von Brennesseln: die Große und die Kleine. Die Kleine Brennessel *(Urtica urens)* ist etwas kleinwüchsiger, ähnelt ansonsten aber weitgehend ihrer größeren Verwandten. Allerdings kommen bei ihr männliche und weibliche Blüten an einem Blütenstand vor. Auch fehlt ihr der große Wurzelstock. Die Kleine Brennessel ist nur einjährig, das heißt, sie stirbt gegen Ende der Blütezeit ab. **Vorsicht:** Sie ist zwar kleiner und zarter, brennt aber heftiger.

Therapeutisch nutzt man nur die Große Brennessel. Die Homöopathie kennt allerdings auch einige Anwendungen für die Kleine Brennessel.

Die Weiße Taubnessel

Die Weiße Taubnessel *(Lamium album)* kam zu ihrem Namen, weil sie der Brennessel zwar ähnlich sieht, aber ihre Blätter nicht brennen, sondern taub sind. Wie bei der Brennessel überwintert der unterirdische Wurzelstock und treibt im Frühjahr zahlreiche Blütensprosse sowie neue Ausläufer. Die Stängel wachsen 20 bis 40 Zentimeter hoch, sind ebenfalls vierkantig und locker behaart. Immer zwei Laubblätter stehen sich genau gegenüber, in den Blattachseln wachsen die Blüten: etwa zehn weiße bis schmutzigweiße Lippenblüten.

Man findet die Taubnessel überall im gemäßigten Europa an Schuttflächen, Wegen, Zäunen und Hecken. Oft trifft man sie gemeinsam mit der Brennessel an.

Die Brennhaare

Jeder kennt die Brennhaare der Pflanze, und jeder fürchtet sie. Sie sitzen am Stängel und auf den Blättern. Mit dem unteren Teil ist das Brennhaar fest im Blatt verwurzelt. Das restliche Haar aus Schaft sowie Köpfchen ist hart und spröde wie Glas. Es wirkt wie eine Injektionsspritze: Schon bei der geringsten Berührung bricht das Köpfchen ab, und der brennende Reizstoff spritzt in die Haut. Die Substanzen brennen und schmerzen, die Haut bildet Quaddeln und juckt.

Was tun, wenn man sich verbrannt hat? Die betroffene Stelle sofort mit einer basischen Flüssigkeiten einreiben, etwa mit Speichel, Seife, Salmiakgeist. Wenn Sie Allergiker sind, sollten Sie sofort einen Arzt aufsuchen, ebenso, wenn sehr große Flächen mit dem Reizstoff benetzt wurden.

Die Inhaltsstoffe und ihre Wirkungen

Brennesseln, die uralte Medizin am Wegesrand, enthalten eine Vielzahl an Inhaltsstoffen. Man verwendet sowohl die grünen Teile – das Kraut – als auch die Samen und die Wurzeln.

Die Teile der Brennessel und ihre Wirkungen

Pflanzenteil	Wirkung	Verwendung
Kraut	steigert die Urin-produktion	zum Durchspülen bei Blasen- sowie Harnwegsinfektionen und bei Nieren-grieß; innerlich und äußerlich bei rheumatischen Beschwerden, zur Blut-bildung, bei Gallenwegserkrankungen, Haarausfall, gegen Kopfschuppen, zur Wundheilung
Brennhaare	Hautreizung, fördert die Durchblutung	bei Rheuma, Gicht, Ischias
Samen	allgemein kräftigend, hautpflegend	äußerlich bei Rheuma und Haut-leiden,innerlich zur Stärkung und Milchbildung
Wurzel	wirkt auf die Zellwände	gegen Prostata- und Blasenbe-schwerden, insbesondere bei Schwierigkeiten im Zusammenhang mit dem Harnen

Das Kraut

Fast jeder weiß, dass Brennesselkraut viele Mineralstoffe und Vitamine enthält. Doch das ist nicht alles. Hinzu kommen so genannte Flavonoide, Pflanzensäuren, Chlorophyll und Karotinoide, Eiweiße sowie andere Substanzen. Die Brennhaare enthalten eine hautrei-zende Mischung aus verschiedenen stickstoffhaltigen Verbindungen (Histamin, Serotonin und Acetylcholin). Frisch geschnittenes Brennesselkraut besteht etwa zu 85 Prozent aus Wasser und zu 3,5 Prozent aus Mineralstoffen. Lässt man die Blätter und Stängel trocknen, so steigt der Mineralstoffanteil auf bis zu 20 Prozent.

21

Brennesselkraut: Inhaltsstoffe & Wirkungen

Mineralstoffe und Spurenelemente

Kalzium	Knochenbau und Zähne, Blutgerinnung, Abwehr, Nerven und Muskeln
Kalium	Wasserhaushalt, Nerven und Muskeln
Phosphor	Zellstoffwechsel, Knochen und Zähne, vielfältige Aufgaben
Chlor	Magensäure, Säure-Basen-Haushalt
Magnesium	Energiegewinnung, Nerven und Muskeln, Enzyme, Abwehr
Natrium	Wasserhaushalt, Säure-Basen-Haushalt, Nerven und Muskeln
Silizium	Aufbau von Knochen, Knorpeln und Bindegewebe, Haut, Haaren, Nägeln
Eisen	Blutbildung und Sauerstofftransport
Mangan	Bindegewebe, Blutgerinnung, Abwehr
Bor	Mineralstoffwechsel
Kupfer	Blutbildung, Hormone, Zellwachstum

sowie Nickel und in überaus geringen Mengen Aluminium, Kobalt, Zink, Titan sowie Gold.

Brennesselkraut: Inhaltsstoffe & Wirkungen

Vitamine	
Karotinoide (Vorstufe des Vitamin A)	Haut und Schleimhäute, Sehkraft, Wachstum, Schutz vor freien Radikalen
Vitamin B₂	Haut und Nägel, rote Blutkörperchen, Fett-, Eiweiß- und Kohlenhydratstoffwechsel, Wachstum
Vitamin B₅	Stoffwechsel, Hormone
Vitamin C	Immunabwehr, Haut und Bindegewebe, Knochen, Zähne, Wundheilung, Schutz vor freien Radikalen
Vitamin E	Schutz vor Umweltgiften, UV-Strahlung und freien Radikalen, Durchblutung und Blutgefäße, Bindegewebe
Vitamin K	Blutgerinnung, Knochen

Weitere Inhaltsstoffe	
Flavonoide	Blutgefäße, Herz und Kreislauf
Pflanzensäuren	u.a. ein antirheumatischer, entzündungshemmender und schmerzlindernder Wirkstoff
Chlorophyll	Entgiftung, Abwehr, Wundheilung
Eiweiße	hochwertige Nahrung
Glukokinine	leicht antidiabetische Wirkung (umstritten)

Brennesselsamen: Inhaltsstoffe & Wirkungen

Inhaltsstoffe	Wirkungen
Protein	wichtigster Aufbaustoff des Körpers
hochwertige Fettsäuren	Ausgangsstoffe für zahlreiche lebensnotwendige Synthesen, Zellstoffwechsel, hemmen Cholesterinablagerungen in den Blutgefäßen
Vitamin E	Schutz vor Umweltgiften, UV-Strahlung und freien Radikalen sowie vor Alterungserscheinungen und vorzeitiger Faltenbildung, fördert die Durchblutung und stärkt Blutgefäße sowie Bindegewebe
Karotinoide	Haut und Schleimhäute, Sehkraft, Wachstum, Schutz vor freien Radikalen

Brennesselwurzel: Inhaltsstoffe & Wirkungen

Inhaltsstoffe	Wirkungen
Gerbstoffe	zusammenziehende Wirkung, lindern Entzündungen und fördern die Wundheilung
Sterole	bauen die Zellwand auf, wichtige Kontrollfunktion

Die Brennessel im Hausgarten

Anbauen

Meist versucht der Gartenfreund, die Brennessel radikal als Unkaut zu entfernen. Das anspruchslose Kraut erweist sich jedoch als zäh und fühlt sich besonders dort wohl, wo gedüngt wird. Vielleicht wachsen in Ihrem Garten bereits einige Brennesselbüsche. Wenn nicht, streuen Sie zwischen März und September einige Samen aus, die Sie von wild lebenden Pflanzen gewonnen haben.

Ernten

- ▶ Tragen Sie bei allen Arbeiten Schutzhandschuhe, damit Sie sich nicht verbrennen.
- ▶ Die besten Ernteergebnisse erzielen Sie kurz vor oder während der Blütezeit, also im Sommer zwischen Mai und September.
- ▶ Kleinere Pflanzen ernten Sie ganz, bei größeren schneiden Sie die oberen 20 Zentimeter mit einer Gartenschere ab.
- ▶ Es liegt in Ihrem eigenen Interesse, nur unbelastete Pflanzen zu ernten. Achten Sie daher darauf, nur solche

Brennesseln zu ernten, die weit abseits von vielbefahrenen Straßen und auch nicht in unmittelbarer Nähe von Industriebetrieben, Müllabladeplätzen oder dergleichen wachsen.

- ▶ Sammeln Sie nur bei trockenem Wetter. Ein idealer Zeitpunkt ist der späte Vormittag, denn dann ist der Morgentau schon weg, die Pflanze war aber noch nicht der Mittagshitze ausgesetzt. Bei zunehmendem Mond, so heißt es, steigt in den Pflanzen der Saft nach oben. In der Woche vor Vollmond sollen die Wirkstoffe am höchsten konzentriert sein.
- ▶ Ihre Ernte transportieren Sie am besten in einem Korb oder Stoffsack. Achten Sie darauf, dass die Blätter nicht gedrückt werden.
- ▶ Zu Hause müssen Sie die Kräuter gleich weiter verarbeiten. Eigentlich sollten sie nicht mehr gewaschen werden, damit keine Wirkstoffe ausgespült werden. Schütteln Sie die Pflanzen vor allem gut aus, um Verunreinigungen oder evtl. Tiere zu entfernen.
- ▶ Wenn Sie nicht auf das Waschen verzichten wollen, spülen Sie die Brennesselernte kurz und mit reichlich Wasser ab, und schütteln Sie sie anschließend sehr gut aus.
- ▶ Reifen Samen streifen Sie von der Rispe ab und lassen ihn direkt in ein Papiertütchen fallen.

Trocknen

▶ Je rascher Sie die gesammelten Kräuter trocknen, desto besser. Dazu breiten Sie Blätter und Stängel, Blüten und Samen in einer dünnen Schicht auf einem Rost aus oder verteilen sie großzügig auf Küchenkrepp.

▶ Wenn Ihnen ein Dachboden zur Verfügung steht, nutzen Sie ihn als Trockenraum. Die Kräuter brauchen zum Trocknen eine gute Belüftung, müssen aber vor direkter Sonneneinstrahlung geschützt werden.

▶ Das Kraut sollte täglich einmal gewendet werden.

▶ Notfalls können Sie die Kräuter auch im Backofen trocknen lassen. Stellen Sie dazu die Temperatur auf niedrigste Stufe ein, maximal auf 40 °C.

▶ Nach einer Woche ist das Kraut trocken; gelegentlich kann es auch zehn Tage dauern.

Aufbewahren

Getrocknete Kräuter können Sie gut ein Jahr lang aufbewahren. Achten Sie darauf, dass sie kühl, trocken und dunkel lagern. Dennoch muss ein Luftaustausch möglich sein.

Die Ernte der Wurzel

Die Wurzel müssen Sie vorsichtig ausgraben, und zwar zweckmäßigerweise nur im Frühjahr oder Herbst, denn während der Blütezeit enthält sie die niedrigsten Konzentrationen an Inhaltsstoffen. Sie säubern die Wurzel unter fließendem kaltem Wasser, gegebenenfalls nehmen Sie eine Wurzelbürste zu Hilfe. Danach lassen Sie die Wurzel trocknen, und zwar genauso wie bei den Kräutern auf dem Dachboden oder im Backofen bei maximal 40 °C.

Tipp

So testen Sie, ob das Kraut tatsächlich trocken ist: Zerreiben Sie etwas getrocknetes Kraut zwischen den Fingern. Wenn es knackt und raschelt, ist es wirklich trocken. Sie können Brennesselkraut einfrieren und haben dann auch außerhalb der Erntezeit ein nahezu frisches Kraut zur Verfügung.

Ein natürlicher Dünger: Brennesseljauche

Aus der Brennesselpflanze können Sie einen ausgezeichneten Dünger gewinnen. Er ist mild, biologisch wertvoll, auf höchste Weise wirksam, und lässt sich auch zur Schädlingsbekämpfung einsetzen. Und so geht es:

Ingredienzien:
Brennesselkraut, Grünabfall und weitere Kräuter, zum Beispiel Ackerschachtelhalm, Beinwell, Farnkraut, Klee, Löwenzahn, Rainfarn, Sellerie, Zwiebeln.

Zubereitung:
Die Brennesselpflanzen zunächst in handliche Stücke schneiden und dann in eine große Holz- oder Plastiktonne geben. Anschließend andere Kräuter und Grünabfälle zufügen. Die Tonne bis etwa zehn Zentimeter unter den Rand mit Regenwasser füllen. Alles mit einem Stock oder Besenstiel gut umrühren und die Tonne offen in die Sonne stellen. Täglich gründlich umrühren. Nach zwei Wochen ist sämtliches Kraut vergoren, und der Pflanzendünger ist fertig.

Wichtig:
Legen Sie auf die offene Jauchetonne ein Gitter. Damit verhindern Sie, dass Vögel oder andere Kleintiere in den Bottich fallen. Ein stabiles Gitter gehört stets auf den Jauchebottich, wenn Sie kleine Kinder haben.

▶ Wenn Sie nicht ausreichend oder gar kein Regenwasser haben, so verwenden Sie Wasser, das einige Tage in der Sonne stand.

▶ Streuen Sie alle drei Tage eine dünne Schicht Urgesteinsmehl auf die Oberfläche. Das lindert den Jauchegeruch und liefert zusätzliche Nähr-

stoffe. Ähnlich wirken ein paar Hände voll Steinmehl oder ein Baldrianblüten-extrakt.

▶ Solange die Brühe schäumt, laufen Gärungsprozesse ab. Die fertige Jauche schäumt nicht mehr und hat eine dunkle Farbe angenommen.

▶ Wenn Sie die Jauche in einem kleinen Topf ansetzen, erhalten Sie ein Konzentrat, das Sie später nach Bedarf mit Wasser verdünnen.

Brennesseln und Haustiere

Ihren kleinen und großen Lieblingen bekommt die Brennessel ebensogut wie Ihnen selbst.

▶ *Hund und Katze*
Anwendung:
Das Brennesselkraut trocknen und unter das übliche Futter mischen.

▶ *Jungvögel*
Anwendung:
Frische Brennesseln klein hacken und damit die Vögel füttern. Älteren Vögeln mischen Sie die Samen unter das Futter.

▶ *Hühner, Zuchtvögel*

Anwendung:

Brennesselsamen regen die Hühner an, mehr Eier zu legen.

▶ *Pferde*

Anwendung:

Früher fütterten die Pferdehändler ihre Tiere sehr häufig mit Brennesseln und Brennesselsamen. Das hielt die Tiere gesund und (was für die Händler noch weitaus wichtiger war) verlieh dem Fell einen besonderen Glanz. Die Tiere sahen dadurch besser aus, und der Händler erzielte einen höheren Preis. Auch heute noch kräftigt etwas Brennesselsamen im Futter jedes Tier.

Medizinische Verwendung

Jeder Teil der Brennesselpflanze hat seine eigene Heilwirkung. Die grünen Teile, also das Kraut und die Blätter, regen die Nieren an und treiben den Harn. Das macht Brennesselzubereitungen so beliebt für Frühjahrs- sowie Entschlackungskuren und hilft bei zahlreichen Erkrankungen dieses Formenkreises. Äußerlich angewendet reizen die Inhaltsstoffe des Krautes die Haut und fördern die Durchblutung. Als Folge davon werden die Zellen besser ernährt und Abfallprodukte des Stoffwechsels deutlich schneller ausgeleitet.

Die Früchte der Brennessel oder genauer gesagt die Samen haben eine allgemein stärkende Wirkung. Als Packung aufgetragen stillen sie Blutungen, lindern Rheumasymptome und bessern krankheitsbedingte Hauterscheinungen. Die Brennesselwurzel schließlich eroberte sich in den letzten Jahren einen sicheren Platz in der so genannten Schulmedizin. Zubereitungen aus ihr erwiesen sich als äußerst wirksam bei der Behandlung von Prostata- und Blasenleiden.

Woher bekommen Sie die Kräuter?

Sie können die Brennesseln selber ziehen (siehe Seite 25), aber auch in der freien Natur werden Sie problemlos welche finden. Apotheken, Reformhäuser, gut sortierte Drogerien sowie Naturkostläden verkaufen getrocknete Kräuter und Wurzeln. Wenn Sie bezüglich Qualität und Wirksamkeit ganz sicher gehen wollen, besorgen Sie sich getrocknetes Brennesselkraut oder -wurzeln in der Apotheke. Dort darf nämlich nur solche Ware verkauft werden, die den Qualitätsanforderungen des Deutschen Arzneibuchs entspricht. In Drogerien erhalten Sie die Kräuter meist preiswerter als in Apotheken, aber nicht unbedingt mit demselben Qualitätsstandard.

In vielen Fachgeschäften finden Sie außerdem eine reiche Auswahl an Fertigprodukten aus oder mit Brennesselteilen. Die meisten Zubereitungen können Sie jedoch auch selbst herstellen.

Anleitungen hierzu finden Sie auf den folgenden Seiten sowie bei den einzelnen Heilanwendungen, Schönheits- und Kochrezepten.

Einschränkungen und Nebenwirkungen

▶ Sie dürfen keine Brennesselkur durchführen, wenn Sie unter Ödemen leiden, die auf eine Herz- oder Nierenschwäche zurückgehen.

▶ Ältere Brennesselpflanzen können den Magen reizen oder ein Hautbrennen am ganzen Körper verursachen. Auch können die Nieren in Mitleidenschaft gezogen werden. Verwenden Sie deshalb immer nur die jungen, frischen Triebe und Blätter.

▶ Auch Naturheilmittel wie die Brennnessel entfalten unerwünschte Wirkungen. Achten Sie immer auf eine angemessene Dosis. Wenn Sie in fünf Tagen viermal Brennesselgemüse verzehren, täglich einen Liter Frischsaft trinken und überdies noch die eine oder andere Tasse Brennesseltee genießen, kann das durchaus zu einer Überlastung der Nieren führen oder Ihre Haut austrocknen. Belassen Sie es daher bei drei bis fünf Tassen Tee am Tag oder drei Esslöffeln Saft und einem Brennesselgericht in

der Woche. Eine Kur sollte nicht länger als vier bis sechs Wochen dauern. Einzig den Tee können Sie in Maßen auch über mehrere Monate hinweg regelmäßig genießen.

Was Sie bei der Selbstbehandlung beachten sollten

▶ Eine zuverlässige Krankheitsdiagnose kann nur der Arzt stellen.

▶ Beachten Sie die Art der Anwendung und die Angaben zur Dosierung.

▶ Eine Selbstbehandlung ist nur der erste Schritt. In vielen Fällen reicht er bereits für eine Heilung oder Besserung aus. Gehen Sie jedoch unbedingt zum Arzt, wenn sich die Symptome verschlimmern oder wenn die Behandlung nach zwei Wochen noch keinen Erfolg zeigt.

▶ Handeln Sie nicht ohne Rücksprache mit Ihrem Arzt, wenn Sie überdies unter anderen Krankheiten leiden. Unter Umständen kann es zu negativen Wechselwirkungen zwischen den Inhaltsstoffen der Brennessel und denen Ihrer Medikamente kommen.

Brennesselblätter und -kraut

Die grünen Teile der Brennessel können Sie sowohl innerlich als auch äußerlich anwenden. Angaben darüber, welche der folgenden Zubereitungen bei welchem Leiden am besten hilft, finden Sie jeweils im Kapitel bei den Heilanwendungen von A bis Z (siehe Seite 39 ff).

Tee aus frischen Brennesseln

8–10 junge Brennesseltriebe
mit Blättern
1 l Wasser

Schneiden Sie die Triebe in etwa 10 Zentimeter lange Teilstücke, geben Sie diese zusammen mit dem Wasser in einen Topf, und lassen Sie alles kurz aufkochen. Danach 5 Minuten ziehen lassen und durch ein Teesieb abseihen.

Anwendungen:
Innerlich als Teekur, äußerlich als Umschläge, Wickel, Kompressen, Einreibung.

Tipps
▶ Süßen Sie die Tees möglichst nur mit etwas Honig oder Fruchtzucker.
▶ Trinken Sie die Tees langsam und schluckweise.
▶ Morgens auf nüchternen Magen getrunken, kann der Körper die Inhaltsstoffe der Brennesseltees am besten aufnehmen.

Tee aus getrockneten Brennesseln

1 EL getrocknete Brennesselblätter
1 Tasse Wasser

Die Brennesselblätter fein hacken (je kleiner die Teilchen, desto mehr Angriffsfläche hat das Wasser, um die wirksamen Inhaltsstoffe herauszulösen). Das Wasser aufkochen und die Kräuter damit übergießen. 5 Minuten ziehen lassen und durch ein Teesieb abseihen.

Anwendungen:
Innerlich als Teekur: Trinken Sie 3 bis 4 Wochen lang über den Tag verteilt etwa 1 Liter Tee, mindestens aber jeweils 1 Tasse zu den Mahlzeiten. Äußerlich als Umschläge, Wickel, Kompressen, Einreibung.

Tipps

▶ Als Faustregel gilt:
Pro 100 Gramm Kraut erhalten Sie etwa 50 Milliliter Saft.

▶ Bereiten Sie sich den Saft möglichst frisch zu. Gegebenenfalls können Sie auch morgens die Saftmenge für einen ganzen Tag herstellen und luftdicht verschlossen im Kühlschrank aufbewahren.

▶ Frisch gepresster Saft verdirbt recht schnell, weil er gärt. Sie sollten deshalb jeweils nur die benötigten Tagesmengen herstellen.

▶ Pur genossen ist Brennesselsaft recht stark und in größeren Mengen auch nicht bekömmlich. Sein eigenartiger Geschmack liegt überdies nicht jedem Anwender. Mischen Sie daher den Brennesselsaft mit milderen Obst- oder Gemüsesäften. Er passt gut zu Apfelsaft, Traubensaft, Johannisbeersaft sowie zu Möhrensaft und verschiedenen anderen Gemüsesäften.

▶ Auch Milchprodukte, wie z.B. Buttermilch oder Kefir, vertragen sich ausgezeichnet mit dem Brennesselsaft.

Brennesselaufguss

Für äußerliche Anwendungen sollten Sie die Wirkstoffe des Brennesselkrauts konzentrieren. Geben Sie einfach mehr Kraut auf dieselbe Menge Wasser, und lassen Sie es länger ziehen.

4–5 EL Brennesselblätter
1 Tasse Wasser

Die Blätter klein hacken, mit dem kochenden Wasser übergießen, 10 Minuten ziehen lassen, abseihen und erkalten lassen.

Anwendung:
Äußerlich als Einreibung, für Bäder. Für Umschläge oder Kompressen tränken Sie ein Leintuch oder ähnliches Material mit dem Aufguss und legen es locker auf die zu behandelnden Hautflächen. Dann ein größeres Tuch darüber legen, den Aufguss 15 Minuten einwirken lassen.

Frischer Presssaft

Frisch ausgepresster Pflanzensaft gehört zu den am längsten bekannten Naturheilmitteln. Rohsäfte sind nahrhaft, gut verdaulich, schmackhaft und enthalten alle wertvollen Inhaltsstoffe der Pflanze in hoch konzentrierter Form.

*frisches blühendes Brennesselkraut
ohne Wurzeln*

Das Brennesselkraut in kurze Stücke schneiden und über Nacht in Wasser einweichen. Mit einer Handpresse ausquetschen oder im Entsafter entsaften.

Anwendung:
Innerlich als Saftkur (als Alternative zu einer Kur mit Brennesseltee). Nehmen Sie davon über 3 bis 4 Wochen hinweg dreimal täglich jeweils 1 Esslöffel vor den Mahlzeiten ein.

Brennesseltinktur

Eine Tinktur ist ein Auszug aus getrockneten Kräutern mit hochprozentigem Alkohol. Sie wirkt als Hautreizmittel, denn sie besitzt noch die Nesselwirkung der frischen Pflanze.

*frische junge Brennesselpflanzen
etwa 1 l 50- bis 70%iger Alkohol*

Die Brennesselpflanzen in Stücke schneiden und etwa halbhoch in eine weithalsige Ballonflasche einfüllen. Mit dem Alkohol aufgießen und 2 bis 3 Wochen stehen lassen. Täglich einmal kräftig umschütteln. Die Tinktur durch ein Tuch filtrieren und in lichtgeschützte, gut verschließbare Flaschen abfüllen.

Anwendung:
Innerlich zum tropfenweisen Einnehmen, äußerlich zum Auftragen, für Kompressen und Einreibungen. Bei Rheuma sowie Glieder- und Gelenkschmerzen unverdünnt als Hautreizmittel.

Brennesselgeist, -essig

*4–5 EL frische Brennesselblätter
1 l Branntwein bzw. Obstessig*

Die Brennesselblätter klein hacken und mit dem Branntwein bzw. Obstessig ansetzen. 4 bis 8 Wochen an die Sonne oder einen anderen warmen Ort stellen, filtern und in lichtgeschützte Flaschen abfüllen.

Anwendung:
Innerlich zum Einnehmen, äußerlich für Kompressen, Umschläge, Waschungen, Einreibungen.

Ölauszug

Für einen Ölauszug gibt man das Kraut in ein hochwertiges Pflanzenöl. Dafür eignen sich u. a. Oliven- oder Mandelöl.

*4–5 EL frisches Brennesselkraut
1 l Olivenöl*

Das Brennesselkraut in Stücke zerschneiden und ein helles (Einmach-) Glas oder eine weithalsige Flasche zu drei Vierteln mit den frischen Pflanzenteilen füllen. Das Olivenöl zugießen, bis es etwa 2 Fingerbreit über den Pflanzen steht. Das Gefäß 3 bis 4 Wochen lang an einen sonnigen Platz stellen, täglich einmal durchschütteln. Wenn der Auszug fertig ist, das Öl durch ein Tuch oder Edelstahlsieb seihen und in dunkle Flaschen abfüllen. An einem kühlen Ort und vor Licht geschützt aufbewahren.

Anwendung:
Als Einreibung bzw. Massageöl.

Brennesseltee-Kur

Eine Brennesselkur dient der gründlichen innerlichen Reinigung. In der Naturheilkunde unternimmt man eine große vier- bis sechswöchige Kur gerne im Frühjahr, eine kürzere zweite im Herbst. Sie leitet Stoffwechselablagerungen aus dem Organismus, entsäuert und entwässert den Körper, baut Übergewicht ab und gibt insgesamt neuen Auftrieb. Jeder Gesunde kann diesen „Hausputz" brauchen, aber ganz besonders profitieren Patienten mit Rheuma, Gicht, Galle- und Leberbeschwerden oder Hauterkrankungen von einer Brennesselkur.

Sie können eine einfache Entschlackungskur – früher Blutreinigung genannt – durchführen oder Heilfasten.

Entschlackungskur
Sie nehmen täglich Brennesselzubereitungen zu sich. Dabei müssen Sie sich nicht auf eine Zubereitungsart beschränken. Trinken Sie morgens zum Frühstück Tee, mittags Saft, abends wieder Tee, probieren Sie zusätzlich einige der Kochrezepte mit Brennesseln aus.

▶ Die Kur darf höchstens 6 Wochen dauern. Danach müssen Sie pausieren, sonst entwässert Ihr Körper zu stark, und die Haut trocknet aus. Nach 3 Wochen Pause können Sie die Kur wiederholen.

▶ Trinken Sie viel während einer solchen Kur. Die Wirkstoffe der Brennessel durchspülen Nieren, Blase und Harnleiter. Sie werden häufig und reichlich die Toilette benutzen müssen. Genau das ist der Sinn der Kur.

▶ Hier das Rezept für eine entschlackende Teemischung als Alternative zum reinen Brennesseltee:

2 Teile Brennesselblätter
je 1 Teil Holunderblüten, Birkenblätter
und Schlehdornblüten

1 Esslöffel der Teemischung mit 1 Tasse kochendem Wasser übergießen, 10 Mi-

nuten ziehen lassen, abseihen. 3 Tassen täglich trinken.

Heilfastenkur

Eine Heilfastenkur wirkt besonders intensiv, sie reinigt Darm, Nieren, Haut und Lunge. Heilfasten sollten Sie nur in Absprache mit Ihrem Arzt, denn es fordert den ganzen Körper in höchstem Maße.

▶ Es gibt verschiedene Methoden des Heilfastens. Beim Tee-Saft-Fasten nach Dr. Buchinger nehmen Sie ausschließlich Kräutertees, Gemüsebrühe, Obstsäfte und Mineralwasser als Nahrung zu sich. Bei den Kräutertees dürfen Sie auswählen, welcher Ihnen besonders schmeckt. Die Brennnessel darf dabei natürlich nicht fehlen. Im Folgenden eine bewährte wohlschmeckende Teemischung zum Heilfasten:

je 1 Teil Brennesselkraut,
Hagebuttenschalen und Apfelmus

1 Esslöffel der Teemischung mit 1 Tasse kochendem Wasser übergießen, dann etwa 10 Minuten ziehen lassen, anschließend abseihen.

Durchspültherapie

Bei dieser Therapie sorgen die verwendeten Substanzen dafür, dass Nieren, Blase und Harnleiter massiv durchgespült werden. Wenn der Harn gut fließt, werden auch die Organe gereinigt, und es werden Bakterien, Ablagerungen, Steinchen und Grieß gelöst – eine sehr gründliche innere Reinigung.

▶ Sie nehmen kurmäßig Brennnesselzubereitungen zu sich. Das treibt den Harn. Als Maß gelten 3 bis 4 Tassen Tee pro Tag oder dreimal täglich 1 Esslöffel Saft.
▶ Gleichzeitig achten Sie auf eine ausreichende Flüssigkeitszufuhr. 2 bis 2,5 Liter Mineralwasser, verdünnte Obst- und Gemüsesäfte sowie Tee sollten es schon sein, besser noch sind 3 Liter.

Urtikation

Die so genannte Urtikation gehört zu den Hautreiztherapien und hilft bei Rücken-, Gelenk- sowie Muskelschmerzen aller Art. Sie benötigen dafür zwei oder drei frische Brennesselpflanzen ohne die Wurzeln. Mit dem Kraut streichen Sie über die schmerzenden Stellen; noch besser ist, Sie schlagen das Kraut mehr oder weniger fest auf die Haut. Das brennt intensiv, die Haut wird rot und schwillt an. Infolge der Behandlung wird das Gewebe sehr stark durchblutet, Ablagerungen werden ausgeleitet, und der Schmerz lässt nach. Bei rheumatisch bedingten Schmerzen behandeln Sie sich so zwei, drei Tage hintereinander.

▶ Achtung: Am selben Tag dürfen die behandelten Hautstellen keinesfalls mit kaltem Wasser in Berührung kommen, denn dieses reizt und brennt zusätzlich.

Äußere Anwendungen

Mit Brennesselzubereitungen können Sie nahezu jede Art von äußeren Anwendungen durchführen: Einreibungen, Massagen, Hand- und Fußbäder, Badezusätze, Wickel, Kompressen, Umschläge.

Brennesselsamen (-früchte)

In der Volksmedizin nutzte man von jeher auch die Brennesselsamen. Sie gelten als Tonikum bei allgemeiner Schwäche, regen bei Stillenden die Milchbildung an und helfen allgemein bei Altersbeschwerden. Äußerlich aufgetragen sollen sie bei Hautleiden und Rheuma helfen.

Sammeln und Trocknen

Brennesselsamen werden Sie selbst sammeln und trocknen müssen, denn der Handel damit ist unüblich. Zu Hause breiten Sie Ihre Ernte auf einem Tuch aus, lassen sie trocknen und bewahren die Körner dann vor Licht bzw. Feuchtigkeit geschützt in einem Pappkarton oder Leinensäckchen auf. Sie können die getrockneten Samen gut ein Jahr lang verwenden. Überlagerter oder falsch gelagerter Samen wird ranzig.

▶ So erkennen Sie, ob der Samen reif ist: Streuen Sie die Samenkörner in ein Glas mit Wasser. Reife Samen sinken sofort auf den Boden, die unreifen dagegen schwimmen noch eine ganze Weile oben.

Samen pur

Sie können die Samen pur verzehren. Die Tagesration liegt bei 1–2 Esslöffeln. Die Samen schmecken auf dem Butterbrot, in der Suppe, auf Salat gestreut oder als Samenmehl im Brot mitgebacken.

Aufguss

Eine Zubereitung als Tee ist beim Samen nicht üblich. Allerdings können Sie den Aufguss sehr gut für Wickel, Umschläge und Packungen verwenden. Für den Aufguss 3 Teelöffel Brennesselsamen mahlen und mit 1/2 Liter Wasser übergießen. 10 bis 15 Minuten ziehen lassen und abseihen.

Tinktur

Den alkoholischen Auszug bereiten Sie so zu, wie beim Kraut beschrieben.

Brennesselwurzel

Die Heilwirkung der Brennesselwurzel bei Prostata- und Blasenleiden ist medizinisch anerkannt, und es gibt daher auch eine Vielzahl von Fertigprodukten, die Sie in der Apotheke oder im sonstigen Fachhandel kaufen können. Als wirksame Tagesdosis nimmt man in aller Regel 4–6 Gramm Brennesselwurzel. Äußerlich angewendet, helfen Brennesselzubereitungen aus der Wurzel bei Haarausfall und anderen Haarproblemen (siehe Seite 51).

Brennesselwurzel-Tee

Die Wurzel klein hacken und grob pulverisieren. Für 1 Tasse Tee benötigen Sie etwa 1,5 Gramm Pulver. Das Pulver setzen Sie mit kaltem Wasser an, erhitzen es langsam bis zum Sieden, lassen es aufkochen und 10 Minuten ziehen. Dann durch ein Tuch abseihen.

Heilanwendungen von A bis Z

Abszess

Symptome:
Eitriges Geschwür.

Ursachen:
Eiterbildende Bakterien.

Behandlung:

Brennessel-Stiefmütterchen-Veilchen-Kräutertee

2 Teile Brennesselblätter,
1 Teil Stiefmütterchen
1 Teil Veilchen

Zubereitung und Anwendung:
1 Esslöffel der Teemischung mit 1 Tasse Wasser übergießen, langsam zum Sieden bringen und ungefähr 5 Minuten ziehen lassen, dann abseihen. Über den Tag verteilt 3 Tassen trinken.

Ergänzende Behandlungen:
▶ Warme Kompresse mit Brennesseltee (siehe Seite 31 ff.) auflegen.
▶ Abszess mehrmals mit Brennesseltinktur (siehe Seite 33) betupfen.
▶ Brennesseltee-Kur (siehe Seite 34).

Akne

Symptome:
Eitrige Pickelchen, meist im Gesicht, am Dekolleté und auf dem Rücken.

Ursachen:
Meist durch die hormonelle Umstellung während der Pubertät hervorgerufen.

Behandlung:

Kräutertee gegen Hautunreinheiten und Akne

1 Teil Brennesselkraut
1 Teil Melissenblätter
1 Teil Salbeiblätter
1 Teil Birkenblätter
1 Teil Veilchenblüten
1 Teil Schlehdornblüten

Zubereitung und Anwendung:
1 Esslöffel der Teemischung mit 1 Tasse kochendem Wasser überbrühen, 10 Minuten ziehen lassen, abseihen. 6 Wochen lang über den Tag verteilt 3 Tassen trinken. Pausieren und gegebenenfalls die Kur wiederholen.
Einen Wattebausch mit dem Kräutertee tränken, täglich die Haut damit reinigen.

Ergänzende Behandlung:
▶ Brennesseltee-Kur (siehe Seite 34) zur Blutreinigung.

Allergische (Haut-) Reaktionen

Symptome:
Bronchiales Asthma, Hauterkrankungen, Heuschnupfen.

Ursachen:
Fehlgeleitete Abwehr.

Behandlung:
▶ Entschlackungskur (siehe Seite 34).
Rezepte siehe bei Einzelsymptomen.

Anämie
siehe Blutarmut

Arthritis

Symptome:
Die Gelenke schmerzen und schwellen an. Es gibt einen akuten oder einen chronischen Verlauf, er kann mit Fieber einhergehen. Chronische Arthritis beginnt meist in den Finger- und Zehengelenken, greift nach und nach auf andere Gelenke sowie auch auf Organe über. Dabei können die Glieder versteifen.

Ursachen:
Entzündliche Reaktionen unbekannter Ursachen. Diskutiert werden unter an-

derem Virusinfektionen. In der Volksmedizin gilt Arthritis als eine Folge von Übersäuerung und Vergiftung durch übermäßige Schlackenablagerungen in den Gelenken.

Behandlungen:
▶ Schulmedizinisch durch den Arzt.
▶ Entschlackungskur (siehe Seite 34).
▶ Auspeitschen mit Frischpflanzen (Urtikation, siehe Seite 35).
▶ Diverse Rheumatees (siehe Seite 65).

Hinweis:
Bei einer akuten Entzündung helfen kalte Umschläge. Führen Sie den betroffenen Gelenken keinesfalls Wärme zu, das fördert die Entzündung!

Arthrose

Symptome:
Schmerzen. Meist sind die großen Gelenke wie Schulter, Hüfte, Wirbelsäule oder Knie betroffen.

Ursachen:
Alters- beziehungsweise berufsbedingte Verschleißprozesse, sehr einseitige Belastung, Fehlhaltung, Überbelastung.

Behandlungen:
▶ Entschlackungskur (siehe Seite 34) mit Brennessel.

▶ Diverse Rheumatees; Rezepte siehe Rheumatische Erkrankungen.

Hinweis:
Wärme lindert den Schmerz und hilft beim Entspannen. Wenden Sie bei Entzündungen keine Wärme an.

Asthma

Symptome:
Hustenanfall, Atemnot, Rasseln und Pfeifen beim Ausatmen.

Ursachen:
Überreaktionen der Abwehr. Die Neigung, an Asthma zu erkranken, ist angeboren. Auslöser: Hausstaub, Pollen, Tierhaare, Bettfedern, Schimmelpilze.

Behandlung:

Kräuterteemischung

1 Teil Brennessel
1 Teil Efeu
1 Teil Oregano
1 Teil Kamille
1 Teil Salbei
1 Teil Thymian

Zubereitung und Anwendung:
1 Esslöffel der Teemischung mit 1 Tasse kochendem Wasser überbrühen, 8 Minuten ziehen lassen, abseihen. 3 Tassen täglich trinken.

Ergänzende Behandlungen:
▶ Brennesseltee-Kur (siehe Seite 34).
▶ Brustumschläge und Wickel aus frischem Brennesselkraut, Brennesseltee oder auch -tinktur.
▶ Siehe auch Behandlung bei Bronchitis.

Erkrankungen der Bauchspeicheldrüse

Symptome:
Verdauungsprobleme, Schmerzen.

Ursachen:
Die Bauchspeicheldrüse produziert zahlreiche Verdauungsenzyme. In bestimmten Zellen erzeugt sie das für den Zuckerstoffwechsel unverzichtbare Insulin. Einige Funktionsstörungen werden durch Infektionen, Entzündungen oder auch Alkoholmissbrauch hervorgerufen.

Behandlung und Vorbeugung:

Frischsaft

100 ml Brennesselsaft
100 ml Löwenzahnsaft

Zubereitung und Anwendung:
Die Säfte vermischen. Dreimal täglich vor oder während den Mahlzeiten 1 Glas trinken.

Ergänzende Behandlung:
▶ Entschlackende Frühjahrs- sowie Herbstkuren (siehe Seite 34) mit frischem Brennesselsaft oder -tee regen die Drüsentätigkeit an.

Besenreiser
siehe Krampfadern

Bindegewebsschwäche

Symptome:
Die Symptome können vielfältig sein. Oft ist diese Schwäche durch eine Neigung zu Leistenbrüchen, Krampfadern und Eingeweidesenkungen zu erkennen.

Ursachen:
Ein schwaches Bindegewebe ist angeboren. Inwieweit sich dies tatsächlich auswirkt, kann durch gezielte Gymnastik, Sport und Vermeiden von Übergewicht erheblich beeinflusst werden.

Behandlung und Vorbeugung:
▶ Kur mit einer Teemischung aus kieselsäurehaltigen Heilkräutern zur Stärkung des Bindegewebes:

Teemischung

1 Teil Ackerschachtelhalm
1 Teil Bohnenschalen
1 Teil Brennesseln
1 Teil Hauhechelwurzel
1 Teil Queckenwurzel

Zubereitung und Anwendung:
3 Esslöffel der Mischung mit 1 Liter Wasser aufbrühen. 10 Tage lang jeweils über den Tag verteilt trinken.

Blähungen
siehe Magen-Darm-Beschwerden und Verdauungsbeschwerden

Blasenentzündung

Symptome:
Häufiger Harndrang mit geringer Urinmenge, Schmerzen beim Wasserlassen, eventuell können auch Blut im Urin und Fieber auftreten.

Ursachen:
Unterkühlung, Infektion, Überreizung.

Behandlungen:

Frischsaft-Kur

Zubereitung und Anwendung:
Dreimal täglich je 1 Esslöffel Birken- und Brennesselsaft mit reichlich Wasser verdünnt trinken. Den Brennesselsaft sollte man nach der Ausheilung am besten noch weitere 3 Wochen einnehmen.

Blasen- und Nierentee 1

5 Teile Brennesselblätter
3 Teile Goldrute
3 Teile Zitronenmelisse
2 Teile Schafgarbenblüten
2 Teile Ackerschachtelhalm
2 Teile Birkenblätter

Zubereitung und Anwendung:
2 Teelöffel der Mischung mit 1 Tasse kochendem Wasser aufbrühen, anschließend 10 Minuten ziehen lassen, abseihen. Täglich 3 Tassen über längere Zeit hinweg trinken.

Blasen- und Nierentee 2

3 Teile Hauhechelwurzel
3 Teile Orthosiphonblätter
2 Teile Birkenblätter
2 Teile Brennesselkraut

Zubereitung und Anwendung:
2 bis 3 Teelöffel der Mischung mit 1 Tasse kochendem Wasser übergießen und etwa 15 Minuten ziehen lassen, abseihen. Drei- bis viermal täglich zwischen den Mahlzeiten jeweils 1 Tasse Tee trinken.

Blasen- und Nierentee 3

2 Teile Brennesselkraut
2 Teile Birkenblätter
2 Teile Hauhechelwurzel
2 Teile Queckenwurzelstock
1 Teil Wacholderbeeren
1 Teil Liebstöckelwurzel

Zubereitung und Anwendung:
2 Teelöffel der Mischung mit 1 Tasse Wasser ansetzen, und langsam zum Sieden bringen, ungefähr 10 Minuten köcheln lassen, dann abseihen. Über den Tag verteilt sollte bis zu 1 Liter des Tees getrunken werden

Ergänzende Behandlungen:
▶ Durchspültherapie (siehe Seite 35): Wichtig ist, viel zu trinken, bis zweieinhalb Liter am Tag dürfen es sein. Am allerbesten geeignet sind Obstsäfte, stilles Mineralwasser und harntreibende Tees, zum Beispiel aus Bärentraubenblättern, Birkenblättern, Goldrutenkraut, Hauhechelwurzel, Orthosiphonblättern,

dem Spargelwurzelstock oder aus Wacholderbeeren.

▶ Warme Fußbäder regen die Durchblutung an, warme Sitzbäder fördern die Heilung.

▶ Wenn Sie häufiger unter Blasenentzündung leiden, versuchen Sie Ihre Abwehr zu stärken.

Hinweis:

Wenn nach einigen Tagen Eigentherapie keine Besserung eintritt oder sich die Symptome gar verschlechtern, gehen Sie unbedingt zum Arzt. Gegebenenfalls muss er Ihnen ein Antibiotikum verschreiben, denn die Keime können zur Niere aufsteigen und dort weitere Infektionen verursachen.

Blasenschwäche (Inkontinenz)

Symptom:

Harn geht unwillkürlich ab.

Ursachen:

Schwaches Bindegewebe, durch Geburten überdehnter Beckenboden, hormonelles Ungleichgewicht während der Wechseljahre, Unterkühlung bzw. Kältereiz, Folgeerkrankung anderer Leiden, Nervosität.

Behandlungen:

▶ Entspannung, Beckenboden-Training.

▶ Kur mit Brennesselsamen: Verzehren Sie 4 Wochen lang dreimal täglich 1 bis 3 Teelöffel Brennesselsamen, verwenden Sie geriebene Brennesselsamen als Brotaufstrich, als Beilage in der Suppe, oder trinken Sie Brennesselsamentee mit Apfelsaft gemischt. Bei Bedarf wiederholen Sie die Kur nach einer Pause von 7 bis 10 Tagen.

Blasensteine

siehe Nierengrieß und -steine

Blutarmut (Anämie)

Symptome:

Blässe, Übelkeit, allgemeines Schwäche- und Schwindelgefühl, häufiges Frieren.

Ursachen:

Blutverlust (etwa durch eine starke Regelblutung), Eisenmangel. Dem Körper fehlt es an rotem Blutfarbstoff und roten Blutkörperchen.

Behandlung:

Teemischung bei Blutarmut

3 Teile Brennesselblätter
2 Teile Pfefferminzblätter
1 Teil Schafgarbenblüten
1 Teil Johanniskraut

Zubereitung und Anwendung:
Zunächst 1 bis 2 Teelöffel der Mischung mit 1 Tasse kochendem Wasser aufbrühen, etwa 5 Minuten ziehen lassen, abseihen. Den Tee jeweils eine halbe Stunde vor dem Essen trinken.

Frischsaftkur

120 ml Brennesselsaft
40 ml Johanniskrautsaft
40 ml Tausendgüldenkrautsaft

Zubereitung und Anwendung:
Die Säfte mischen und dreimal täglich jeweils 1 Glas vor dem Essen trinken.

Ergänzende Behandlungen:
▶ Brennesselzubereitungen aller Art: Brennesseltee, -frischsaft, -gemüse oder -sirup. Kurmäßig über 3 Wochen einnehmen (siehe Seite 34).
▶ Besonders hilfreich sind kreislaufanregende Maßnahmen wie etwa Trockenbürsten, Massagen, Kaltwasseranwendungen, Sport und Bewegung an der frischen Luft. Achten Sie auch auf eine gesunde, vitaminreiche Ernährung, nehmen Sie deshalb viel frisches Obst und Gemüse zu sich.

Bluthochdruck

Symptome:
Meist symptomlos. Hinweise auf hohen Blutdruck können häufige Kopfschmerzen, Schwindel, Müdigkeit, Neigung zu Atemnot und Herzklopfen, Schlafstörungen sein.

Ursachen:
Erblich bedingt, gefördert durch Stress, Übergewicht und Bewegungsmangel.

Behandlung:

Teemischung für einen ausgeglichenen Blutdruck

je 1 Teil Brennesselkraut , Zitronenmelisse, Johanniskraut

Zubereitung und Anwendung:
1 Teelöffel der Mischung mit 1 Tasse kochendem Wasser aufbrühen, 8 Minuten ziehen lassen, abseihen. Über 4 Wochen hinweg dreimal täglich 1 Tasse trinken. Der Tee reguliert den Blutdruck, beruhigt die Nerven und hellt die psychische Stimmung auf.

Ergänzende Behandlungen:

▶ Dreimal täglich 1 Esslöffel Brennesselsaft einnehmen.

▶ Mehr Bewegung, gesünderes Essen, weniger Stress.

▶ Brennessel- oder Misteltee: 4 gehäufte Esslöffel Brennessel- oder Mistelblätter in 1 Liter kaltem Wasser ansetzen, langsam aufkochen und 3 Minuten köcheln lassen. Den Tee vom Herd nehmen und zugedeckt 15 Minuten ziehen lassen. Abseihen und über den Tag verteilt trinken.

Hinweis:

Einen zu hohen Blutdruck müssen Sie sehr ernst nehmen. Zwar bleibt er lange ohne Symptome, doch ist er der wichtigste Wegbereiter für Herzinfarkt und Schlaganfall. Sehr vielen Patienten gelingt es aber auch, durch Veränderungen ihrer Lebens- und Ernährungsgewohnheiten den Blutdruck auch ohne Medikamente in den Griff zu bekommen.

Bronchitis

Symptome:

Husten, Schnupfen, auch Fieber ist möglich. Eine Bronchitis kann ferner chronische Formen annehmen.

Ursachen:

Entzündete Bronchien als Folge einer Virusinfektion oder als Begleitsymptom einer anderen Erkrankung.

Behandlung:

Bronchialtee

1 Teil Brennesselblätter
1 Teil Schafgarbe
1 Teil Spitzwegerich
etwas flüssiger Honig

Zubereitung und Anwendung:

1 Esslöffel der Kräutermischung mit 1 Tasse kochendem Wasser überbrühen, 5 Minuten ziehen lassen, abseihen. Mit Honig süßen. Täglich 3 bis 4 Tassen langsam trinken, am besten schluckweise.

Hinweis:

Zu diesen Kräutern können Sie außerdem Thymian und geringe Mengen Huflattich, Walnussblätter, Zinnkraut, Beinwell oder Taubnessel mischen.

Ergänzende Behandlung:

▶ Trinkkur mit Brennesseltee oder -saft (siehe Seite 34).

Dermatitis, Dermatosen

Symptome:

Eine Dermatitis ist eine entzündliche Hautreaktion. Sie kann unter anderem als Ausschlag, Abszess oder Ekzem auftreten. Als Dermatosen bezeichnet man ganz allgemein verschiedenerlei Hautkrankheiten.

Behandlung:

Siehe unter Abszess, Ekzeme, Hauterkrankungen.

Diabetes

siehe Zuckerkrankheit

Durchblutungsstörungen

Symptome:

Abhängig von den betroffenen Organen oder Körpergliedern.

Ursachen:

Verengte Arterien, Stress, hormonelle Einflüsse.

Behandlungen:

▶ Gehen Sie zum Arzt.

▶ Brennesseltee und -bäder fördern allgemein die Durchblutung (siehe Seite 31 f.).

Eisenmangel

Ursachen:

Einseitige Diäten, Blutverlust, Menstruation, vegetarische Ernährung.

Symptome:

Blässe, Müdigkeit, Konzentrationsschwäche, allgemeines Schwächegefühl.

Behandlung:

▶ Löwenzahn- und Brennesselkur: Jeweils 1 Teil Löwenzahntee oder -saft mit 1 Teil Brennesseltee oder -saft mischen. Die Kur wie bei Brennesselkur durchführen (siehe Seite 34).

Ekzeme

Symptome:

Sehr unterschiedlich als Rötungen, Bläschen, Pusteln oder Krustenbildung, Juckreiz; Ekzeme können auch nässen.

Ursachen:

Hauterkrankungen wie Neurodermitis, Unverträglichkeitsreaktionen, Begleitsymptome anderer Erkrankungen, äußere Reize.

Behandlungen:
▶ Brennesselkompressen und -bäder (siehe Seite 32).
▶ Zur inneren Reinigung eine Kur mit Brennesseltee oder -saft (siehe auch Seite 34).
▶ Nässende Ekzeme feucht behandeln. Trockene Ekzeme eincremen oder mit Ölauszügen behandeln.

Erkältung

Symptome:
Husten, Schnupfen, Heiserkeit, Niesen, Kopf- und Gliederschmerzen, Fieber, Mattheit.

Ursache:
Virusinfektion.

Behandlung:
▶ Brennesseltee (siehe Seite 31) stärkt allgemein die Abwehrkräfte. Am besten täglich 3 Tassen frisch zubereiteten Tee trinken.

Erschöpfung

Symptome:
Antriebsschwäche, Müdigkeit, Konzentrationsschwierigkeiten.

Ursachen:
Anhaltend starke Überforderung, Dauerstress, innere Unzufriedenheit, Folge einer Erkrankung.

Behandlung:
▶ Tonikum aus Brennesselsamen. Ein solches Tonikum galt in der Volksmedizin als leistungssteigernd und anregend. Täglich 1 bis 2 Esslöffel Brennesselsamen essen, beispielsweise auf einem Butterbrot oder in einer Suppe, oder als Aufguss.

Frühjahrsmüdigkeit

Symptome:
Müdigkeit, Antriebsschwäche, Konzentrationsschwierigkeiten.

Ursachen:
Jahreszeitlich bedingte bzw. ausgelöste hormonelle Schwankungen.

Behandlung:
▶ Frühjahrskur mit Brennesselsaft (siehe Seite 34).

Fußpilz

siehe Haut-, Nagel-, Fußpilz

Gallenleiden

siehe Leber- und Gallenleiden

Gastritis

siehe Magenschleimhautentzündung

Gelenk- und Muskel- schmerzen

Symptome:
Schmerzen, Schwellungen, Krämpfe.

Ursachen:
Übermäßige oder falsche Beanspruchung des Gelenks, Muskelzerrungen, Ablagerungen in den Gelenken als Folge einer Übersäuerung des Körpers.

Behandlung:

Teemischung für geschwollene Gelenke

2 Teile Ackerschachtelhalm
1 Teil Brennesseln
1 Teil Hauhechelwurzel
1 Teil Sandseggewurzel

Zubereitung und Anwendung:
3 gehäufte Esslöffel der Teemischung mit 1 Liter kochendem Wasser überbrühen, 10 Minuten ziehen lassen, abseihen. Als Tagesmenge so lange trinken, bis die Schwellungen zurückgegangen sind.

Ergänzende Behandlungen:
▶ Einreibungen mit Brennesseltee oder -tinktur (siehe Seite 31 bzw. 33).
▶ Regelmäßige Stoffwechselkuren mit Birken-, Brennessel- und Löwenzahnsaft (siehe Seite 34).

Gicht

Symptome:
Schmerzhafte Entzündungen der Gelenke, meist des großen Zehs. Das betroffene Gelenk rötet sich und schwillt an.

Ursachen:
Stoffwechselstörungen als Folgen falscher Ernährung. Harnsäure wird nicht ausreichend ausgeschieden, sondern in Form von Kristallen in den Gelenken abgelagert. Die erblich bedingte Krankheit tritt vorwiegend bei Männern auf.

Behandlungen:

Teemischung 1

1 Teil Brennesselkraut
1 Teil Ackerschachtelhalm
1 Teil getrocknetes Weizen- oder Gersten-
graspulver

Zubereitung und Anwendung:
3 Esslöffel der Mischung mit 1 Liter kochendem Wasser überbrühen, etwa 10 Minuten ziehen lassen, abseihen. Vor dem Frühstück 1 Tasse, den Rest über den Tag verteilt trinken.

Teemischung 2

2 Teile Brennesselkraut
1 Teil Birkenblätter
1 Teil Veilchen
1 Teil Ackerschachtelhalm

Zubereitung und Anwendung:
1 Teelöffel der Mischung mit 1 Tasse kochendem Wasser aufbrühen, 8 Minuten ziehen lassen, abseihen. 3 Wochen lang morgens auf nüchternen Magen 1 bis 2 Tasse trinken.

Teemischung 3

2 Teile zerstoßene Wacholderbeeren
je 1 Teil Brennesselblätter, Birkenblätter
und Schafgarbenblüten

Zubereitung und Anwendung:
1 Teelöffel der Mischung mit 1 Tasse kochendem Wasser überbrühen, anschließend 8 Minuten ziehen lassen, abseihen. 3 Wochen lang täglich 2 bis 3 Tassen trinken.

Hinweis:
Bei Nierenleiden dürfen Sie keine Wacholderbeeren verwenden!

Ergänzende Behandlungen:
▶ Gesunde Vollwertkost, am besten wenig (Schweine-)Fleisch.
▶ Regelmäßige Stoffwechselkuren mit Brennesselzubereitungen (siehe Seite 34).
▶ Täglich mindestens 1 Glas Heilsaft trinken, etwa Brennessel-, Löwenzahn- oder Birkensaft, auch alle Säfte zu gleichen Teilen gemischt. Alternativ dazu einen Heiltee aus den genannten Kräutern trinken.
▶ Täglich $1/2$ Liter Brennesselwurzel-Tee (siehe Seite 37) trinken.

Haarausfall

Symptome:
Übermäßiger Haarausfall.

Ursachen:
Hormonelle Umstellungen, etwa nach einer Schwangerschaft. Begleitsymptom

anderer Erkrankungen, z. B. einer Stoffwechselstörung.

Behandlungen:

Brennesselaufguss

100 g zerkleinerte Brennesselblätter
$^1/_2$ l Wasser
$^1/_2$ l Essig

Zubereitung und Anwendung:
Die Brennesselblätter im kalten Wasser und Essig ansetzen und langsam zum Kochen bringen, kurz aufwallen und wieder abkühlen lassen. Durch ein Sieb abseihen und sofort verwenden. Den Sud jeden zweiten Tag in die Kopfhaut einmassieren. Diese zusätzlich zweimal wöchentlich mit etwas Klettenwurzelöl massieren.

Haarwuchsmittel

200 g frisch geschnittene
Brennesseln
1 l Wasser

Zubereitung und Anwendung:
Die Brennesseln zunächst mit kochendem Wasser überbrühen, anschließend 30 Minuten kochen, schließlich abseihen. Jeden Tag am Abend Haare und Kopfhaut damit waschen.

Ergänzende Behandlungen:

▶ Die Kopfhaut am Morgen mit Brennesselblättertee (siehe Seite 31) massieren. Den Tee nicht auswaschen, sondern in die Haut eintrocknen lassen.

▶ Die Kopfhaut am Abend mit Brennesselwurzelsud massieren. Den Sud ebenfalls gut in die Haut eintrocknen lassen. Für den Sud 1 Teelöffel gehackte Brennesselwurzel am Morgen in 1 Tasse kaltes Wasser legen, ziehen lassen. Am Abend vor der Anwendung kurz aufkochen. Abseihen und nach dem Abkühlen gleich verwenden.

Hinweis:
Unterstützen Sie die Anwendungen durch eine Trinkkur (siehe Seite 34) mit Brennesselzubereitungen.

Haarprobleme

Symptome:
Schuppen, fettige Kopfhaut, die über das normale Maß hinausgehen.

Ursachen:
Häufig Stoffwechselstörungen.

Behandlung:

Birkenhaarwassser

je 1 TL Rosmarin und Thymian
2–3 TL Klettenwurzel
2 EL fein gehackte Brennesselblätter
$^1/_2$ l 70%iger Alkohol
$^1/_2$ l frischer Birkensaft

Zubereitung und Anwendung:
Die Kräuter zusammengeben, den Alkohol darüber geben und alles 1 Woche lang ziehen lassen. Abseihen und mit dem frischen Birkensaft vermischen. In dunklen, gut verschlossenen Flaschen aufbewahren. Als Haarwasser bei Schuppen und fettiger Kopfhaut jeden zweiten Tag anwenden.

Ergänzende Behandlung:
▶ Einreibungen mit Brennesselsaft plus einigen Tropfen Arnikatinktur.

Hämorrhoiden

Symptome:
Juckreiz, gelegentlich Schmerzen, kann zu Blutungen führen.

Ursachen:
Erweiterte Venen des Enddarms, meist im Innern des Afters, aber auch außerhalb. In der Regel Folge von Bewegungs-

mangel, Verstopfung, ungesunder Ernährung. Treten meist bei Männern auf.

Behandlung:

Brennessel-Kräutertee

4 Teile Brennesselblätter
1 Teil Königskerze
1 Teil Rosskastanienblätter

Zubereitung und Anwendung:
3 Teelöffel der Mischung mit 1 Tasse kaltem Wasser übergießen, zum Sieden bringen, 10 Minuten köcheln lassen, abseihen. Morgens nüchtern 1 Tasse.

Ergänzende Behandlungen:
▶ Sitzbad mit Brennesseltee.
▶ Ballaststoffreiche Ernährung für problemlosen Stuhlgang, Hygiene.

Harnwegsentzündungen und -infektionen

Symptome:
Starker, brennender Schmerz beim Wasserlassen, häufiger Harndrang.

Ursachen:
Infektion durch Bakterien oder Viren. Bei Frauen können die Keime vom Darm aus leicht in die Harnröhre gelangen.

Behandlungen:
▶ Durchspültherapie mit Brennessel-blättern (siehe Seite 35).
▶ Teekur mit Brennessel: Täglich 2 bis 3 Tassen Brennesselblättertee, mit etwas Honig gesüßt, trinken.

Hauterkrankungen

Symptome:
Je nach Art der Erkrankung Ekzeme, Schuppen, Flechten, Juckreiz u. a.

Ursachen:
Allergische Reaktionen, Stoffwechsel-störung, Übersäuerung, Fehlernährung sowie Begleitsymptome anderer Erkran-kungen.

Behandlungen:

Entschlackungssaft

100 ml Karottensaft
100 ml Gurkensaft
3 EL Brennesselsaft
3 EL Sauerampfersaft

Zubereitung und Anwendung:
Die Säfte mischen. 4 bis 6 Wochen lang dreimal täglich 1 Glas vor den Mahlzei-ten trinken. Bei Bedarf jeweils eine Kur im Frühjahr und eine im Herbst (siehe Seite 34) durchführen.

Teemischung 1

1 Teil Brennesselblätter
1 Teil Melisse
1 Teil Salbei
1 Teil Birkenblätter

Zubereitung und Anwendung:
1 Esslöffel der Kräutermischung mit 1 Tasse kochendem Wasser überbrühen, 10 Minuten ziehen lassen, abseihen. Zweimal am Tag 1 Tasse trinken.

Teemischung 2

3 Wacholderbeeren (zuvor
vier Minuten lang gekocht)
2 TL Melisse
1 TL Brennessel
1 TL Thymian

Zubereitung und Anwendung:
Die Zutaten vermischen und mit 1 Tasse kochendem Wasser überbrühen, 10 Mi-nuten ziehen lassen, abseihen. Täglich 2 Tassen des Tees trinken.

Ergänzende Behandlungen:
▶ Auflagen mit Brennesselsamen: 2 bis 4 Gramm gequetschte Brennesselsa-men in 1 Tasse kaltem Wasser anset-zen, langsam zum Sieden bringen, aufkochen, 15 Minuten ziehen las-sen, abseihen. Einen Wattebausch mit dem Sud tränken, leicht ausdrü-

cken und die betroffenen Haut-stellen damit bedecken. Ein trockenes Tuch darüber legen. Alternativ zum Sud können Sie auch eine Tinktur (siehe Seite 33) anwenden.

▶ Brennesselbad (siehe Seiten 32, 36).
▶ Frischsäfte trinken. Ideal sind Brennessel-, Karotten-, Löwenzahn- und Birkensaft.

Hauteinrisse

Symptome:
Schmerzhafte Hautrisse, die vorzugsweise an Händen, Füßen oder Lippen auftreten.

Ursachen:
Starke Beanspruchung, Kontakt mit harten und/oder scharfen Substanzen, starke Temperaturschwankungen.

Behandlung:

Teemischung

1 Teil Brennesselblätter
1 Teil Salbei
1 Teil Rosenblüten

Zubereitung und Anwendung:
1 Teelöffel der Mischung mit 1 Tasse kochendem Wasser überbrühen, 6 bis 8 Minuten ziehen lassen, abseihen. Zwei- bis dreimal täglich 1 Tasse trinken.

Ergänzende Behandlung:
▶ Feuchte Auflagen mit dem Teeaufguss oder mit anderen Brennesselzubereitungen.

Haut-, Nagel-, Fußpilz

Symptome:
Pilzwucherung, rötliche oder weißliche Hautveränderung, Schuppenbildung, Juckreiz.

Ursachen:
Infektion durch geschwächte Abwehr.

Behandlungen:
▶ Kompressen aus Brennesselzubereitungen (siehe Seite 32). Betroffene Partien mehrere Male täglich mit Brennesseltinktur (siehe Seite 37) betupfen.
▶ Hand- und Fußbäder mit Brennesseln (siehe Seiten 32, 36).
▶ Blutreinigungskur mit Brennesselsaft: Trinken Sie 4 Wochen lang dreimal täglich 1 Esslöffel Saft in Buttermilch, das stärkt die Abwehr.

Heuschnupfen

Symptome:
Tränende Augen, geschwollene Nase, Niesreiz und Atembeschwerden.

Ursachen:
Allergische Reaktionen auf bestimmte Pollen.

Behandlungen:
▶ Umstellungstherapie mit Brennesselzubereitungen. Es gibt Berichte über Einzelfälle, bei denen allein durch täglich getrunkenen Brennesseltee innerhalb von zwei Jahren der Heuschnupfen ausgeheilt wurde.
▶ Kur mit Brennesseltee und Brennnesselwurzel-Tee (siehe Seiten 34, 37).

Inkontinenz
siehe Blasenschwäche

Konzentrations-schwäche

Symptome:
Unruhe, Vergesslichkeit.

Ursachen:
Überbeanspruchung, lang anhaltender Stress.

Behandlung:

Einreibung

*30 g frisch zerstoßene Brennesselpflanzen
50 ml Olivenöl*

Zubereitung und Anwendung:
Bei diesem Rezept nach Hildegard von Bingen muss man die Brennesseln zu Brei pürieren und mit dem Olivenöl vermischen. Das Ganze in einem gut verschließbaren Glas 1 Woche an einem sonnigen Platz durchziehen lassen, täglich einmal durchschütteln. Danach vor dem Schlafengehen das Brustbein mit 5 Tropfen, die Schläfen mit je 2 bis 3 Tropfen des Öls einreiben. Hildegard beschreibt die Anwendung so: „...und ein Mensch, der gegen seinen Willen vergesslich ist, der zerstoße die Brennessel zu Saft und füge etwas Olivenöl hinzu, und wenn er schlafen geht, salbe er damit seine Brust und die Schläfen, und dies tue er oft, und die Vergesslichkeit in ihm wird vermindert werden..."

Anregende Teemischung

*1 Teil Brennesselblätter
1 Teil Pfefferminzblätter
etwas Apfelsaft*

Zubereitung und Anwendung:
2 Teelöffel der Kräutermischung mit

1 Tasse kochendem Wasser überbrühen, 6 Minuten ziehen lassen, abseihen. Mit Apfelsaft süßen. Täglich 2 bis 3 Tassen trinken.

Ergänzende Behandlung:
▶ Täglich 1 bis 2 Esslöffel Brennessel-samen einnehmen.

Krampfadern

Symptome:
Erweiterte Venen, angeschwollene Beine, Schmerzen, die Beine ermüden rasch.

Ursachen:
Angeborene Bindegewebsschwäche, gefördert durch langes Stehen, zu enge Kleidung, Übergewicht. Die Venen weiten sich, das Blut fließt nicht mehr richtig zum Herz zurück, sondern staut sich in den Venen und versackt.

Behandlung und Vorbeugung:
▶ Tägliche Beinmassagen mit Brennnesselzubereitungen siehe Seite 34. Massieren Sie stets in Richtung Herz.

Hinweis:
Von Krampfadern zu unterscheiden sind die *Besenreiser*. So nennt man die durch die Haut sichtbaren bläulichen Gefäße, insbesondere an den Beinen. Besenreiser sind völlig harmlos.

Leber- und Gallenleiden

Symptome:
Müdigkeit, Antriebsschwäche sowie geringe Belastbarkeit können auf eine Leberstörung hinweisen, ferner Übelkeit, Gelenkschmerzen, Gelbsucht, Juckreiz und Verdauungsbeschwerden. Äußerst schmerzhafte Gallenkoliken.

Ursachen:
Stoffwechselstörungen, Infektionen, Gallensteine, fettreiche Ernährung, Alkoholmissbrauch.

Behandlung:

Brennesselmilch

3 EL Brennesselblätter
$1/2$ l Milch

Zubereitung und Anwendung:
Die Brennesselblätter etwa 30 Minuten in der Milch köcheln lassen und dann abseihen. Jeweils morgens und abends 1 Glas Brennesselmilch trinken.

Teemischung

3 Teile Brennesselblätter
2 Teile pulverisierte Löwenzahnwurzel
2 Teile Ringelblumenblüten
2 Teile Johanniskraut

2 Teile Schafgarbenkraut
1 Teil Odermennig
1 Teil zerstoßener Mariendistelsamen

Zubereitung und Anwendung:
1 bis 2 Teelöffel der Mischung mit 1 Tasse kochendem Wasser aufbrühen, ungefähr 8 Minuten ziehen lassen, dann abseihen. Von diesem Tee dreimal täglich vor oder zu den Mahlzeiten ein wenig und in Schlucken trinken.

Abführtee

1 Teil Brennessel
1 Teil Ackerwinde
1 Teil Faulbaumrinde

Zubereitung und Anwendung:
1 bis 2 Teelöffel der Mischung mit 1 Tasse kochendem Wasser überbrühen, etwa 8 Minuten ziehen lassen, abseihen. Täglich 2 bis 3 Tassen trinken.

Ergänzende Behandlung:
▶ Brennesseltee-Kur (siehe Seite 34).

Magen-Darm-Beschwerden

Symptome:
Sodbrennen, Blähungen, Völlegefühl, Appetitmangel, Krämpfe.

Ursachen:
Sehr vielfältig, u. a. Fehlernährung, psychische Probleme, Begleitsymptome anderer Erkrankungen, Infektionen.

Behandlung:
Hildegard von Bingen empfiehlt bei Magenschmerzen Brennesselspinat bzw. Brennesselgemüse. Sie schreibt: „Aber wenn sie frisch aus der Erde sprießt, ist sie nützlich für Speisen, wenn sie gekocht wird, weil sie den Magen reinigt, und den Schleim aus ihm wegnimmt." Sie rät auch zu einer Mischung aus 4 Teilen Habichtskraut und 1 Teil Brennessel bei allgemeinen Verdauungsbeschwerden und bei Verschleimung des Verdauungstrakts. Die nordamerikanischen Indianer nutzten Brennesseltee ebenfalls zur Linderung der Beschwerden. Alternativ dazu können Sie 1 Esslöffel Brennesseltinktur nach dem Essen einnehmen.

Verdauungsteemischung

3 Teile Eisenkraut
2 Teile Brennesselkraut
2 Teile Thymian
2 Teile Pfefferminze
2 Teile Anis- oder Fenchelsamen
2 Teile Rosmarinnadeln

Zubereitung und Anwendung:
1 Teelöffel der Mischung mit 1 Tasse kochendem Wasser aufbrühen, etwa 8 Mi-

nuten ziehen lassen, dann abseihen. Davon jeweils nach dem Essen 1 Tasse trinken.

Tee gegen Sodbrennen

4 Teile Brennessel
3 Teile Tausendgüldenkraut
2 Teile Wacholderbeeren
1 Teil getrocknetes Wermutkraut

Zubereitung und Anwendung:
1 Teelöffel der getrockneten Mischung mit 1 Tasse kochendem Wasser überbrühen, anschließend etwa 8 Minuten ziehen lassen, dann abseihen. Jeweils etwa 20 Minuten vor dem Essen 1 Tasse trinken.

Ergänzende Behandlung:
▶ Teekur mit Brennesselwurzel (siehe Seite 37).

Magenschleimhautentzündung (Gastritis)

Symptome:
Magenschmerzen, Übelkeit, Erbrechen, Sodbrennen, Appetitlosigkeit.

Ursachen:
Bakterielle Infektion, Stress, übermäßige Magensäure.

Behandlungen:

Magentee 1

1 Teil Brennesselblätter
1 Teil Kamillenblüten
1 Teil Schafgarbenblüten
1 Teil Johanniskraut
1 Teil Zitronenmelisse

Zubereitung und Anwendung:
1 bis 2 Teelöffel der Mischung mit 1 Tasse kochendem Wasser aufbrühen, 8 Minuten ziehen lassen, abseihen. Täglich 3 Tassen trinken.

Magentee 2

1 Teil Brennesselblätter
1 Teil Ringelblumenblüten
1 Teil Ehrenpreiskraut
1 Teil Schöllkraut

Zubereitung und Anwendung:
1 Teelöffel der Mischung mit 1 Tasse kochendem Wasser übergießen, 6 Minuten ziehen lassen, abseihen. Mehrmals täglich 1 Tasse trinken.

Menstruations-beschwerden

Symptome:
Schmerzen, Bauchweh, Krämpfe.

Ursachen:
Im Einzelfall unterschiedlich.

Behandlung:

Teemischung

1 Teil Brennesselblätter
1 Teil Ringelblumenblüten
1 Teil Frauenmantelkraut
1 Teil Schafgarbenblüten
1 Teil Himbeerblätter
1 Teil Hirtentäschelkraut

Zubereitung und Anwendung:
2 Teelöffel der Mischung mit 1 Tasse kochendem Wasser übergießen, 8 Minuten ziehen lassen, abseihen. Während der Menstruation täglich 1–2 Tassen trinken.

Ergänzende Behandlung:
▶ Die Brennessel hat blutstillende Eigenschaften und lindert starke Regelblutungen. Das wussten schon die Indianerfrauen in Amerika. Sie nahmen bei sehr starker oder langer Menstruation jede Stunde 1 Teelöffel frisch gepressten Brennesselsaft.

Milchbildung, gestörte

Symptome:
Zu geringe Milchmenge der Mutter.

Ursachen:
Hormonell, psychisch.

Behandlung:
▶ Zubereitungen aus Brennesselsamen sollen, innerlich eingenommen, die Milchbildung fördern.

Mundschleimhaut-entzündung

Symptome:
Mundschleimhaut gerötet, angeschwollen, Mundgeruch.

Ursachen:
Infektion, kranke Zähne, schlechte Mundpflege, Abwehrschwäche.

Behandlung:
▶ Teekur mit Brennesselkraut (siehe Seiten 31, 34).

Nasenbluten

Symptom:
Plötzliche und heftige Blutungen aus der Nase ohne äußerlichen Einfluss.

Ursachen:
Bluthochdruck, Stress, Verletzung eines Gefäßes.

Behandlung:
▶ Nach einer Überlieferung aus der Antike sollen getrocknete Brennesselblätter, zerrieben und in die Nase gelegt, gegen Nasenbluten helfen. Nordamerikanische Indianer empfehlen, Brennesselsaft mit Salz, Urin sowie Milch zu vermischen und in die Nase zu reiben.

Ergänzende Behandlung:
▶ Einen Wattebausch mit Brennesselsaft tränken; in das Nasenloch einführen.

Nesselfieber (Urtikaria)

Symptome:
Stark juckender rötlicher Ausschlag, Quaddeln, erinnert äußerlich an eine Verbrennung an frischen Brennesseln und tritt in Schüben auf.

Ursachen:
Allergische Reaktionen.

Behandlung:
▶ Kompresse: Die betroffenen Hautstellen mit einer 1:10 verdünnten Brennesseltinktur betupfen und mit einer angefeuchteten Kompresse schützen.

Ergänzende Behandlung:
▶ Teekur mit Brennesselblättern und -wurzel (siehe auch Seiten 34, 37).
▶ Brennesselbad (siehe Seiten 32, 36).
▶ In der Homöopathie gibt man Tropfen der Kleinen Brennessel.

Nierenfunktionsstörungen

Symptome:
Unterschiedlich, u. a. Ödeme (Wasseransammlungen im Körpergewebe), Übelkeit, Fieber, Kopfweh, auffälliger Urin.

Ursachen:
Entzündungen, Infektionen.

Behandlung:
▶ Nieren-Blasen-Kur: Trinken Sie reichlich Apfel-Sellerie-Saft; dazu nehmen Sie dreimal täglich jeweils vor den Mahlzeiten je 1 Esslöffel Brennesselsaft und Löwenzahnsaft ein.

Ergänzende Behandlung:

▶ Teekur mit Brennesselblättern, alternativ Brennesseltinktur oder -saft (siehe Seiten 32, 33, 34).

▶ Harntreibende Blasen- und Nierentees (Rezepte siehe unter Blasenentzündung).

Nierengrieß und -steine

Symptome:

Nierensteine verursachen meist keine Beschwerden, solange sie sich im Nierenbecken befinden, allerdings kolikartige Schmerzen, wenn ein Stein im Harnweg klemmt. Nierengrieß ist so klein, dass er abgehen kann.

Ursachen:

Feste Kristallablagerungen u. a. infolge von Stoffwechselstörungen.

Behandlung und Vorbeugung:

Harntreibende Teemischung 1

5 Teile Preiselbeerblätter
5 Teile Vogelknöterich
4 Teile Ackerschachtelhalm
3 Teile Brennessel
3 Teile Odermennigkraut

Zubereitung und Anwendung:

1 Teelöffel der Mischung mit 1 Tasse kochendem Wasser übergießen, 10 Minuten ziehen lassen, abseihen. Drei- bis viermal täglich 1 Tasse trinken.

Harntreibende Teemischung 2

1 Teil Brennesselblätter
1 Teil Bittersüßstängel
1 Teil Goldrutenkraut

Zubereitung und Anwendung:

1 Teelöffel der Mischung mit 1 Tasse kochendem Wasser übergießen, anschließend etwa 10 Minuten ziehen lassen, dann abseihen. Dreimal täglich 1 Tasse trinken. Am besten trinkt man den Tee jeweils etwa 2 Stunden nach den Mahlzeiten.

Ergänzende Behandlungen:

▶ Warmes Brennesselbad (siehe Seiten 32, 36).

▶ Durchspültherapie mit Brennesseltee oder -tinktur (siehe Seite 35).

▶ Wasserstöße zum Ausschwemmen der Steine: Morgens auf nüchternen Magen innerhalb von einer Viertelstunde 1,5 Liter dünnen Brennesseltee trinken. Darauf setzt eine regelrechte Harnflut ein; sie soll den Nierenstein lockern und durch die Harnleiter nach draußen befördern.

Ödeme

Symptome:
Schwellungen, die sich eindrücken lassen und noch lange eine Kuhle bilden, aufgedunsenes Gesicht, geschwollene Knöchel und Beine.

Ursachen:
Körperwasser-Ansammlungen können viele Ursachen haben: Entzündungen der Lymphgefäße, Insektenstiche, Verletzungen, Herzprobleme, schlechte Blutzirkulation, Schwangerschaft u.a.

Behandlung:

Entwässerungstee

2 Teile Brennesselblätter
2 Teile Schafgarbenblüten
2 Teile Johanniskraut
2 Teile Ringelblumenblüten
2 Teile Birkenblätter
2 Teile Hagebuttenschalen
3 Teile Goldrute
Apfel-, Zitronensaft, flüssiger Honig

Zubereitung und Anwendung:
5 Teelöffel der Kräutermischung mit 1 Liter kochendem Wasser übergießen, 8 bis 10 Minuten ziehen lassen, abgießen. Nach Wahl Apfelsaft, Zitronensaft und Honig zugeben. 6 Wochen lang täglich davon mehrere Tassen trinken.

Prämenstruelles Syndrom (PMS)

Symptome:
Vielfältig und sehr unterschiedlich, u. a. Aggressionen, Schmerzen, Brustspannen, Migräne.

Ursachen:
Hoher Hormonspiegel.

Behandlung:

Frauentee:

3 Teile Schafgarbenblüten
3 Teile Quendel
3 Teile Brennesselsamen
2 Teile Zitronenmelisse

Zubereitung und Anwendung:
2 Teelöffel der Mischung mit 1 Tasse kochendem Wasser übergießen, 8 Minuten ziehen lassen abseihen. Täglich 2 bis 3 Tassen davon gleichen hormonell bedingte Nervosität aus.

Ergänzende Behandlungen:
▶ Brennesseltee und -samen: Täglich 3 Tassen Brennesseltee trinken, dazu etwas zerstoßenen Brennesselsamen zu sich nehmen. Alternativ Speisen mit Brennesseln (siehe Rezepte ab Seite 87).

Prostatavergrößerung

Symptome:

Beschwerden beim Wasserlassen, häufiger Harndrang insbesondere in der Nacht, Tröpfeln.

Ursachen:

Die Prostata oder Vorsteherdrüse liegt wie ein Ring unterhalb der Blase um die Harnröhre. Mit zunehmendem Alter vergrößert sie sich und kann allmählich die Harnröhre zusammendrücken.

Behandlung:

Eine Anregung der Durchblutung und damit auch der Nieren kräftigt die Blasenmuskulatur. Die Inhaltsstoffe der Brennesselwurzel verbessern die Beschwerden beim Wasserlassen.

Wurzeltinktur

frische Brennesselwurzel
45-prozentiger Alkohol

Zubereitung und Anwendung:

Die Brennesselwurzeln zerkleinern, in ein Schraubglas füllen und soweit mit Alkohol aufgießen, dass dieser die Wurzeln komplett bedeckt. 2 bis 3 Wochen an einem warmen Ort ziehen lassen, dabei gelegentlich umschütteln. Abseihen und in dunkle Tropfflaschen füllen. Dreimal täglich 20 Tropfen einnehmen.

Eine Langzeitbehandlung über viele Monate ist möglich.

Teemischung

1 Teil Brennesselblätter
1 Teil Birkenblätter
1 Teil Bohnenschalen
1 Teil Löwenzahnblätter
1 Teil Ackerschachtelhalm

Zubereitung und Anwendung:

1 bis 2 Teelöffel der Mischung mit 1 Tasse kochendem Wasser übergießen, etwa 10 Minuten ziehen lassen, abseihen. 6 Wochen lang täglich bis zu 5 Tassen trinken.

Ergänzende Behandlung:

▶ Brennesselwurzeltee: Trinken Sie mehrmals täglich eine Tasse frisch zubereiteten Tee (siehe Seite 31).

Hinweis:

Medikamente bessern nur die Beschwerden, ohne jedoch die Vergrößerung der Prostata zu beheben. In der Apotheke und in gut sortierten Drogerien finden Sie viele Fertigpräparate mit Brennessel-Inhaltsstoffen. Neben der Brennesselwurzel haben sich bei Prostatabeschwerden auch Kürbissamen und Sägepalmenfrüchte bewährt.

Rheumatische Erkrankungen

Symptome:
Schmerzen im Bewegungsapparat.

Ursachen:
Die Mediziner unterscheiden rund 400 verschiedene Krankheitsbilder innerhalb des so genannten rheumatischen Formenkreises. Dazu gehören die entzündliche Arthritis, die abnutzungsbedingte Arthrose, Muskelverspannungen, Schleimbeutelentzündungen und viele Formen der Kreuzschmerzen.

Behandlung:
Je nach individueller Erkrankung. Als Begleittherapie hat sich bei jeder Rheumaform die Brennessel in ihren verschiedenen Zubereitungen bewährt. Spezielle Rheuma- und Gichtteemischungen: Auf dem Markt gibt es eine Vielzahl verschiedener Mischungen. Sie können sich auch selber Ihren Tee mischen oder ihn vom Apotheker mischen lassen. Hier eine Auswahl an bewährten Rezepten. Für alle Tees gilt: Trinken Sie 4 bis 6 Wochen lang dreimal täglich 1 Tasse möglichst frisch zubereiteten Tee. Diese Kur zweimal pro Jahr durchführen.

Teemischung 1

1 Teil Brennesselblätter
1 Teil Löwenzahnblätter
1 Teil Birkenblätter
1 Teil zerstoßene Kürbiskerne
1 Teil Petersilienstängelkraut
1 Teil Brunnenkresse

Zubereitung:
2 Teelöffel der Mischung mit 1 Tasse kochendem Wasser übergießen, 5 Minuten ziehen lassen, abseihen.

Teemischung 2

4 Teile Brennesselblätter
4 Teile Löwenzahnblätter und -wurzel
2 Teile Ackerschachtelhalm
1 Teil Birkenblätter
1 Teil Hagebutten mit Samen

Zubereitung:
2 Teelöffel der Mischung mit 1 Tasse kochendem Wasser übergießen, 15 Minuten ziehen lassen, abseihen.

Teemischung 3

1 Teil Brennesselblätter
1 Teil Schafgarbe
1 Teil Weidenrinde
1 Teil Birkenblätter

Zubereitung:

2 Teelöffel der Mischung mit 1 Tasse Wasser ansetzen, langsam zum Sieden erhitzen, 5 Minuten ziehen lassen, abseihen.

Teemischung 4

3 Teile Weidenrinde
2 Teile Holunderblätter
2 Teile Brennesselblätter
2 Teile Rosskastanienblätter und -blüten
1 Teil Birkenblätter
1 Teil Quecke
1 Teil Faulbaumrinde

Zubereitung:

1 Teelöffel der Mischung mit 1 Tasse kochendem Wasser übergießen, 15 Minuten ziehen lassen, abseihen.

Ergänzende Behandlungen:

▶ Entschlackende Teekur: Zweimal jährlich 4 bis 6 Wochen lang eine Teekur mit Brennesselblättern lindert die Symptome. Alternativ zum Tee können Sie auch eine Kur mit Brennesselsaft durchführen (siehe Seiten 32, 34).

▶ Äußerliche Anwendungen: Brennesseltinktur (siehe Seite 33) unverdünnt als Hautreizmittel auf die schmerzende Stelle auftragen. Die Tinktur hat noch die Nesselwirkung der frischen Pflanze. Empfehlens-

wert sind auch Packungen mit Brennesselsamen (siehe Seite 37) sowie Brennesselbäder (siehe Seite 32).

Rückenprobleme

Symptome:

Schmerzen, Verspannungen im Rückenbereich.

Ursachen:

Vielfältig, u. a. Fehlhaltung, Überbeanspruchung, Symptome anderer Erkrankungen.

Behandlung:

▶ Reiztherapie: Mit einer frischen ganzen Brennesselpflanze streichen Sie über die schmerzenden Stellen, noch besser ist ein leichtes Schlagen. Das Nesselgift soll in die Haut eindringen und die Durchblutung anregen. An 2 bis 3 Tagen hintereinander durchführen. Die behandelte Haut darf in den folgenden Stunden nicht mit kaltem Wasser in Kontakt kommen.

Schwächegefühl, allgemeines

Symptome:
Mattigkeit, Antriebsschwäche, Lustlosigkeit, Schwindel.

Ursachen:
Überlastung, Kreislauf- und Durchblutungsstörungen, altersbedingt, während der Rekonvaleszenz.

Behandlung:
▶ Brennesselsamen: Nehmen Sie täglich 1 bis 2 Esslöffel reife getrocknete Samen als Tonikum zur Leistungssteigerung zu sich. Die Samen aufs Brot bzw. in die Suppe streuen oder gemahlen in selbst gemachtes Brot backen.

Urtikaria
siehe Nesselfieber

Venenentzündung

Symptome:
Schmerzhafter geröteter Streifen oder Knoten im Bereich einer Vene am Unterschenkel.

Ursachen:
Reizungen der Vene, die als Folge von Krampfadern beziehungsweise eines schwachen Bindegewebes auftreten können.

Behandlung:
siehe Bindegewebsschwäche.

Verbrennungen

Symptome:
Abhängig vom Schweregrad gerötete schmerzende Haut bis hin zum Absterben des Gewebes.

Ursachen:
Brandverletzungen, Sonnenbrand.

Behandlungen:
▶ Umschläge mit Brennesseltinktur (siehe Seite 33) erleichtern die Vernarbung schwerer Brandverletzungen.
▶ Anthroposophisch orientierte Heilpraktiker verwenden bei Verbrennungen, Sonnenbrand und Insektenstichen Tinkturen, Kompressen, Gele sowie Salben aus Arnika und Brennessel.
▶ In der Homöopathie greift man zur Kleinen Brennessel, *Urtica urens*. Die Tropfen helfen bei leichten Verbrennungen und Sonnenbrand.

Verdauungs-beschwerden

siehe Magen-Darm-Beschwerden

Wechseljahres-beschwerden

Symptome:
Antriebsschwäche, Gewichtszunahme, Hitzewallungen, Depressionen.

Ursachen:
Hormonelle Umstellungen.

Behandlungen:

Klimax-Tee

2 Teile Schafgarbe
1 Teil Brennessel
1 Teil Erdbeerblätter
 1 Teil Salbe
 1 Teil Lindensplint (zuvor
4 Minuten lang gekocht)
in geringen Mengen Olivenblätter, Majo-ran, Basilikum und Orangenblüten

Zubereitung und Anwendung:
2 Teelöffel der Mischung mit 1 Tasse kochendem Wasser übergießen, 5 Minuten ziehen lassen, abseihen. Täglich 1 bis 2 Tassen trinken.

Teemischung gegen Hitzewallungen

2 Teile Brennesselkraut
2 Teile Brennesselsamen
2 Teile Salbeiblätter
1 Teil Zitronenmelisse

Zubereitung und Anwendung:
1 Teelöffel der Kräutermischung mit 1 Tasse kochendem Wasser übergießen, 7 bis 8 Minuten ziehen lassen, und dann abseihen. Täglich 1 bis 2 Tassen von der Teemischung trinken.

Teemischung gegen Depressionen

1 Teil Brennesselkraut
1 Teil Johanniskraut
1 Teil Zitronenmelisse

Zubereitung und Anwendung:
1 Teelöffel der Mischung mit 1 Tasse kochendem Wasser aufbrühen, anschließend etwa 8 Minuten ziehen lassen, dann abseihen. Über 4 Wochen täglich 3 Tassen trinken.

Ergänzende Behandlungen:
▶ Entschlackungskuren mit Brennes-seltee oder -saft (siehe Seite 34).
▶ Brennesselsamen: Als Tee oder pur eingenommen gleicht er allgemein Hormonschwankungen aus.

Wundheilung

Symptome:
Offene, blutende Wunde.

Ursachen:
Schnitt, Schlag, Abschürfung.

Behandlungen:
- ▶ Brennesseltinktur (siehe Seite 33) äußerlich auftragen.
- ▶ Wundgel mit Brennesselkraut, Ringelblumenblüten sowie auch anderen Heilkräutern auftragen und in die Haut eintrocknen lassen.

Zahnfleisch- entzündung

Symptome:
Zahnfleisch ist gerötet und leicht geschwollen; es blutet leicht.

Ursachen:
Bakterieninfektionen.

Behandlungen:
- ▶ Einreibung mit frischem Brennesselsaft.
- ▶ Mehrmals täglich eine Mundspülung mit Brennesseltee.

Zuckerkrankheit

Symptome:
Leistungsschwäche, Appetit auf Süßes, Gewichtsverlust, Durst, Hautjucken.

Ursachen:
Erhöhter Blutzuckerspiegel nach einer chronischen Stoffwechselstörung oder eines Totalausfalls der insulinbildenden Zellen in der Bauchspeicheldrüse.

Behandlung:

Teemischung

1 Teil Brennesselblätter
1 Teil Löwenzahnblätter
1 Teil Schafgarbe
1 Teil Tausendgüldenkraut
1 Teil Bohnenschalen
1 Teil Klettenwurzel

Zubereitung und Anwendung:
1 Esslöffel der Mischung mit 1 Tasse kochendem Wasser übergießen, 15 Minuten ziehen lassen, abseihen. Täglich 3 Tassen zur Unterstützung der Diabetes-Diät trinken.

Ergänzende Behandlungen:
- ▶ Bei Altersdiabetes Vollwertkost und regelmäßige Bewegung. Bei Bedarf medikamentöse Behandlung.
- ▶ Bei Diabetes Typ I Insulingaben.

Brennessel
für die Schönheit

Kosmetik-Zubereitungen zum Selbermachen

Kosmetik-Zubereitungen aus der Brennnessel gehören zu den uralten Schönheitsmitteln. So galt das Unkraut – und gilt auch noch heute – als *das* Mittel der Wahl bei Haarproblemen aller Art; insbesondere hilft es bei übermäßiger Schuppenbildung und bei Haarausfall. Auch bei Problemen mit der Haut wirkt sich das Kraut sehr günstig aus. Besser als Heilen ist natürlich das Vorbeugen. Wenn Sie die Brennessel in Ihr alltägliches Pflegeprogramm einbauen, entstehen viele Probleme erst gar nicht. Und nur wenige Kräuter können Sie so leicht ernten und anwenden wie die Brennessel. Sie finden sie überall reichlich, jeder kennt sie, und die Pflanze steht auch nicht unter Artenschutz. Wenn Sie nicht gerade in einem Naturschutzgebiet spazieren gehen, können Sie das Kraut jederzeit und überall pflücken.

Auf den folgenden Seiten finden Sie Rezepte und Anregungen für Haut und Haar. Viele der benötigten Zutaten gibt es ebenfalls in der freien Natur, die anderen haben Sie sowieso in Ihrer Küche oder können Sie in der Apotheke kaufen. Auch Naturkostläden, Reformhäuser oder gut sortierte Drogerien führen diese Artikel für Ihre private Schönheitsfarm. Lassen Sie sich davon überraschen, wie einfach Sie Ihre Naturkosmetika herstellen können und wie gut sie wirken.

Empfehlungen

- ▶ Verwenden Sie getrocknete Brennesselblätter. Getrocknete Kräuter können Sie bis zu einem Jahr lang aufbewahren.
- ▶ Zum Abseihen nehmen Sie ein Sieb oder ein feines Baumwolltuch. Pressen Sie anschließend das Kraut kräftig aus.
- ▶ Ölhaltige Kosmetikprodukte werden schnell ranzig. Bewahren Sie diese daher in lichtgeschützten, gut verschließbaren Fläschchen und an einem kühlen Ort auf. Den Inhalt vor Gebrauch immer gut schütteln.

▶ Kennzeichnen Sie Ihre Kosmetik durch ein Etikett mit den wichtigsten Angaben zum Inhalt und zum Herstellungsdatum.

▶ Unterstützen Sie die äußere Anwendung von Brennesselzubereitungen durch gesunde Ernährung. So erhöhen Sie beispielsweise die pflegenden Wirkungen der Brennessel, wenn Sie zusätzlich eine Brennessel-Trinkkur (siehe Seite 34) durchführen. Zumindest sollten Sie öfter Brennesseltee und -saft trinken. Sie werden zudem Geschmack an den abwechslungsreichen Kochrezepten ab Seite 87 finden.

Haarpflege

Haare sind eigentlich nur Anhangsgebilde unserer Haut. Sie bestehen aus abgestorbenem Eiweiß, das die Haarbälge durch die Kopfhaut schieben. Ihre ursprüngliche Aufgabe, uns zu schützen und zu wärmen, haben sie weitgehend verloren. Dennoch sind sie noch heute ein Sinnbild für Schönheit, Fruchtbarkeit und Erotik.

Wissenswertes rund ums Haar

▶ Ein Haar wächst drei bis fünf Jahre lang, dann beendet es sein Wachstum und fällt schließlich aus. Nach einer kurzen Pause wächst aus dem Haarbalg ein neues Haar.

▶ Die Form der Haarwurzel entscheidet über die Form der Haare. Aus einer kreisförmigen Haarwurzel wächst ein glattes Haar, aus einer ovalen Wurzel welliges Haar, und aus einer nierenförmigen Haarwurzel schließlich wachsen Locken.

▶ 20 Prozent aller Männer bekommen schon vor ihrem 30. Geburtstag eine Glatze. Ebenso viele Männer behalten ihre Haarpracht ein Leben lang. Alle übrigen verlieren sie früher oder später.

▶ Einer schwangeren Frau wachsen mehr Haare als sonst, und sie werden dichter sowie schöner als zuvor. Nach der Geburt reduziert sich das leider wieder. Schuld daran sind Hormonwechsel.

▶ Pro Tag wächst jedes Haar durchschnittlich 0,35 Millimeter, pro Monat also etwa einen Zentimeter. Am schnellsten wächst es vormittags, im Sommer – und wenn wir verliebt sind.

▶ Tag für Tag verlieren wir ungefähr 70 Haare – als Jugendliche weniger, als Senioren mehr.

▶ Blondinen haben durchschnittlich 150000 Kopfhaare, Braun- und Schwarzhaarige etwa 110000 und Rotschöpfe lediglich 90000.

▶ Die längsten Haare hatte eine Frau aus Massachusetts (USA). Ihre Haarpracht erreichte eine Länge von 3,86 Metern.

Die perfekte Haarpflege

Bürsten und Kämmen

Die Haare sollten jeden Tag zweimal gründlich gebürstet werden. Das Bürsten entfernt Schuppen, Hautpartikel, Staub, Schmutz und andere ganz alltägliche, aber unvermeidbare Verunreinigungen. Benutzen Sie eine weiche Bürste, möglichst mit Naturborsten. Wenn Sie das Haar gegen den Strich bürsten, fällt es lockerer und wird fülliger. Schonen Sie aber die Kopfhaut, denn unter Umständen regen Sie die Talgdrüsen zu vermehrter Fettproduktion an oder fördern die Schuppenbildung.

Waschen

Eine schonende Haarwäsche mit einem milden Shampoo können Sie täglich durchführen. Sie schadet nicht, obwohl dem Haar prinzipiell weniger Wäsche gut täte. Verwenden Sie das Wasser nicht zu heiß, und setzen Sie das Shampoo nur sparsam ein. Achten Sie darauf, dass Sie Haare und Kopfhaut lange und sehr gründlich ausspülen. Tupfen Sie anschließend das nasse Haar trocken, aber rubbeln Sie es nicht. Nach Möglichkeit sollte das Haar an der Luft trocknen. Föhnen Sie es schonend.

Spülen

Eine Spülung nach dem Waschen verleiht dem Haar mehr Glanz und Elastizität. Verwenden Sie eine dem Shampoo angepasste Spülung. Die Spülung bleibt im Haar. Brennesselspülungen regen das Haarwachstum an, hemmen die Schuppenbildung und verleihen dem Haar einen schönen Glanz.

Kuren

Eine Haarkur wirkt wie eine Spülung, nur intensiver. Sie kräftigt sowie nährt das Haar und macht es widerstandsfähiger. Deshalb sollten Sie Ihrem Haar einmal im Monat eine Pflegekur oder Pflegepackung gönnen. Waschen Sie die Haare, unmittelbar bevor Sie die Packung auftragen, und gleich danach nochmals, um sie vollständig wieder zu entfernen. Ein Handtuch, als Turban um den Kopf gewickelt, schützt die Kopfhaut vor dem Auskühlen.

Massieren

Eine Massage der Kopfhaut regt deren Durchblutung an und verbessert die

Versorgung der Haarwurzeln mit Nähr- bzw. Wuchsstoffen. Massagen kräftigen sowohl die Kopfhaut als auch die Haare und fördern das Haarwachstum.

Vorsicht!

Blonde Haare dürfen Sie nicht mit brennesselhaltigen Produkten pflegen, denn die Lösungen könnten das helle Haar bräunlich verfärben. Diese neue „Tönung" geht zwar vorüber, sieht aber unter Umständen nicht sehr schön aus.

Haarshampoos mit Brennessel

Für normales Haar

10 g Brennesselblätter
5 Blütenköpfchen Römische Kamille
1 l Wasser

Zubereitung:

Die Brennesseln fein hacken oder mörsern. Die Blütenköpfchen der Kamille hinzugeben und alles mit dem kochenden Wasser überbrühen. Etwa 15 Minuten lang ziehen lassen und anschließend abseihen.

Anwendung:

Mit diesem Shampoo können Sie zwei- bis dreimal pro Woche Ihre Haare waschen.

Bei Haarausfall

10 g Brennesselblätter
250 ml Apfelessig

Zubereitung:

Die Brennesseln fein hacken oder mörsern. Den Apfelessig aufkochen lassen und die Brennesseln mit dem kochenden Apfelessig übergießen. 30 Minuten ziehen lassen, dann abseihen. Die Lösung abkühlen lassen und gleich verwenden.

Anwendung:

Waschen Sie Ihre Haare dreimal pro Woche mit dieser Lösung.

▶ Geben Sie in die Lösung noch 2 Tropfen ätherisches Öl, zum Beispiel Bergamotteöl.
▶ Mischen Sie in den Aufguss den Saft einer Zitrone.

Haarspülungen

Spülung für normales Haar

30 g Brennesselblätter
$1/2$ l Wasser

Zubereitung:
Die Brennesselblätter waschen, abtropfen lassen und grob hacken. Mit kochendem Wasser überbrühen und ungefähr 30 Minuten ziehen lassen, anschließend abseihen.

Anwendung:
Die Haare nach dem Waschen gründlich ausspülen. Die letzte Spülung machen Sie mit der abgekühlten Lösung.

Spülung mit Honig

10 g Brennesselblätter
$1/4$ l Wasser
$1/2$ TL Bienenhonig

Zubereitung:
Für diese besonders für fettiges Haar geeignete Spülung die Brennesselblätter fein hacken oder mörsern. Mit dem kochenden Wasser übergießen, 15 Minuten ziehen lassen, abseihen. Den Bienenhonig zugeben, auflösen lassen und gut verrühren.

Anwendung:
Die Haare nach dem Waschen gründlich ausspülen. Die letzte Spülung machen Sie mit der abgekühlten Brennessel-Bienenhonig-Lösung. Der Honig festigt die Haare auf sanfte Weise.

Spülung mit Apfelessig

20 g Brennesselblätter
$1/2$ l Wasser
$1/2$ l Apfelessig

Zubereitung:
Die Brennesselblätter klein hacken oder mörsern. Mit dem kochenden Wasser überbrühen, abdecken und 3 Stunden ziehen lassen. Abseihen. Den Apfelessig zum Sud geben und gut damit verrühren.

Anwendung:
Besonders geeignet für fettiges Haar als letzte Spülung nach dem Haarewaschen. Sie können die Spülung auch in größeren Mengen herstellen, in lichtgeschützte Flaschen abfüllen und an einem kühlen Ort über längere Zeit hinweg aufbewahren.

Pflegepackungen

Verwöhnkur

$^1/_2$ Tasse Mandel- oder Weizenkeimöl
$^1/_2$ TL Lanolin
je 5 g Kamillenblüten,
Brennessel- und Birkenblätter
1 frisches Eiweiß
1 EL flüssiger Honig
Saft von $^1/_2$ Zitrone

Zubereitung:
Das Mandelöl und das Lanolin im Wasserbad erwärmen sowie gut miteinander verrühren. Kamillenblüten, Brennessel- und Birkenblätter zufügen. 30 Minuten ziehen lassen und dann abseihen. Kräuter und Öl beiseite stellen. Eiweiß, Honig sowie Zitronensaft miteinander verrühren und zu den abgeseihten Kräutern geben. Alles gut verrühren und schließlich mit der Mandelölmixtur vermischen.

Tipp
Etwas Essig oder Zitronensaft im Spülwasser entfernt die letzten Reste der Packung und lässt das Haar glänzen.

Anwendung:
Die Haare waschen und gut ausspülen. Die Pflegepackung in die Haare einmassieren. Mit einer Alufolie oder einer Plastikhaube bedecken und etwa eine Stunde einwirken lassen. Die Packung auswaschen und gründlich mit lauwarmem Wasser nachspülen.

Nährkur

3 EL Olivenöl
je 5 g Brennessel, Rosmarin-
und Kamillenblüten

Zubereitung:
Das Olivenöl in eine Tasse füllen und im Wasserbad anwärmen. Alle Blüten zugeben und 30 Minuten ziehen lassen. Dann die Blüten durch ein Leintuch filtern und kräftig auspressen. Sofort anwenden.

Anwendung:
Tragen Sie die Ölmischung sofort auf das Haar auf, und lassen Sie sie 30 Minuten lang einwirken. Anschließend waschen Sie die Haare mit einem milden Haarshampoo.

Pflegepackung bei Schuppen

100 ml Brennesselsaft
200 ml Wasser
50 g Seifenkrautwurzel
200 ml Rizinusöl

Zubereitung:

Den Brennesselsaft sowie das Wasser miteinander vermischen und 10 Minuten bei niedriger Hitze köcheln. Die Seifenkrautwurzel in etwas Wasser ebenfalls 10 Minuten köcheln, abseihen und mit der Brennesselflüssigkeit vermischen. Das Rizinusöl dazugeben und anschließend alles in eine lichtgeschützte Flasche abfüllen.

Anwendung:

Die Flasche vor Gebrauch gut umschütteln. Die Haare waschen, die Pflegepackung auftragen und 30 Minuten einwirken lassen. Auswaschen und gut ausspülen.

Pflegepackung bei Haarausfall

je 5 g Brennessel, Rosmarin
und Beinwellblätter
6 TL reines Olivenöl

Zubereitung:

Die Blätter fein hacken, in einer Schale mit dem Öl verrühren und 20 Minuten durchziehen lassen. Die Blätter durch ein Leintuch filtern, das Öl auspressen.

Anwendung:

Die Ölpackung nach dem Haarewaschen auftragen und 30 Minuten einwirken lassen. Gründlich auswaschen.

Haarwasser

Mit Brennesseln

Zutaten und Anwendung:

Frisch gepflückte Brennesselblätter entsaften, Saft und Wasser zu gleichen Teilen vermischen und in eine lichtgeschützte Flasche abfüllen; alle zwei Tage in die Kopfhaut einmassieren.

Mit Brennessel und Apfelessig

je 200ml Apfelessig und Wasser
20–30 g Brennesselblätter
2 EL Zitronensaft

Zubereitung:

Den Apfelessig und das Wasser erhitzen. Die Brennesseln fein hacken, zugeben und anschließend 10 Minuten kochen. Das Kraut abseihen, den Zitronensaft zur Lösung geben und alles gut miteinander verrühren. Das Ganze abkühlen lassen.

Anwendung:

Das Haarwasser wird mehrmals pro Woche in die Kopfhaut einmassiert.

Für gereizte oder empfindliche Kopfhaut

2 EL Brennesselblättertinktur
2 EL Hamameliswasser
1 EL Ringelblumenblütentinktur

Zubereitung und Anwendung:
Alle Zutaten gründlich miteinander vermischen. Das Haarwasser mehrmals pro Woche in die Kopfhaut einmassieren.

▶ Nehmen Sie anstelle des Hamameliswassers 2 Tropfen eines ätherischen Öls nach Ihrer Wahl.

▶ Die Ringelblumen- können Sie auch durch Arnikatinktur ersetzen.

Bei Haarausfall

je 2 EL Brennesselblätter-,
Birkenblätter- und Rosmarintinktur

Zubereitung und Anwendung:
Die Tinkturen gut miteinander vermischen. Das Haarwasser mehrmals pro Woche in die Kopfhaut einmassieren.

Hautpflege

Die Wirkstoffe der Brennessel harmonisieren den Zustand der Haut. Einer trockenen oder empfindlichen Haut kommt diese Eigenschaft ebenso zugute wie einer fettigen oder aknegeplagten Haut. Die meisten Rezepturen können Sie deshalb bedenkenlos ausprobieren. Überdies erfrischen Brennesselzubereitungen und fördern die Durchblutung.

Bestimmen Sie Ihren Hauttyp

Kosmetikerinnen und Hautärzte unterscheiden vier Hauttypen: die normale, trockene, fettige und die Mischhaut. Jeder Typ hat seine eigenen Charakteristika und braucht eine bestimmte Pflege.

Die normale Haut ist glatt, feinporig und klar, weder fett noch trocken.

Die trockene Haut ist in jungen Jahren zart und feinporig. Allerdings fehlt es ihr an Feuchtigkeit, und die Talgdrüsen bilden zu wenig Fett. Trockene Haut wird schnell spröde, spannt und neigt zu vorzeitiger Faltenbildung. Sie reagiert sehr empfindlich auf äußere Reize.

Die fettige Haut erkennen Sie an großen, oft verstopften Poren und ihrem Fettglanz. Die Talgdrüsen produzieren zuviel Hautfett, außerdem ist die Haut meist schlecht durchblutet.

Die Mischhaut vereinigt alle Eigenschaften der fettigen und der trockenen Haut in sich. An Kinn, Nase sowie Stirn sind die Poren groß und die Talgdrüsen aktiv. Im Wangen- und Augenbereich ist die Mischhaut dagegen trocken und empfindlich.

Die richtige Hautpflege

Reinigen

Einmal täglich sollten Sie die Haut gründlich, aber schonend reinigen. Nur eine gereinigte Haut kann die Pflegeprodukte optimal aufnehmen. Einmal pro Woche sollten Sie Ihre Haut besonders tief und gründlich reinigen, am besten mit einem Dampfbad oder einer Kompresse.

Tonisieren

Ein Gesichtswasser entfernt nicht nur die letzten Seifenspuren; es erfrischt auch und fördert die Durchblutung der Haut.

Pflegen

Die Aufgabe von Pflegecremes, Masken und Packungen ist es, die normalen Hautfunktionen zu erhalten beziehungsweise wieder herzustellen. Tages- und Nachtcremes erhalten die Feuchtigkeit der Haut und schützen vor Umwelteinflüssen. Intensiver sowie nachhaltiger wirken Masken und Packungen. Sie sind schnelle Muntermacher für die Haut, denn sie fördern deren Durchblutung, beleben und straffen. Bei einer Maske tragen Sie einen cremigen Brei auf und lassen ihn 20 bis 30 Minuten einwirken. Danach mit viel lauwarmem Wasser abspülen, was den Reinigungseffekt nochmals verstärkt. Masken können Sie je nach Bedarf ein- bis zweimal wöchentlich anwenden.

Badezusatz für (Dampf-)Bäder

1 Hand voll Brennesselblätter und -blüten
1 l Wasser
2–3 Tropfen ätherisches Öl nach Wahl

Zubereitung:
Wasser aufkochen lassen, Brennesseln dazugeben, 10 Minuten bei niedriger Hitze köcheln. Abseihen, den Sud ins maximal 37 °C warme Badewasser geben. Ätherisches Öl eintropfen. Nicht länger als 15 bis 20 Minuten darin baden.

Schönheitsbad

5–10 Tropfen Brennesselöl
200 ml Sahne
5 Tropfen Orangenöl

Zubereitung:
Das Brennessel- sowie das Orangenöl gut mit der Sahne vermischen und die Mixtur ins maximal 37 °C warme Badewasser geben. Darin für 15 bis 20 Minuten ein Schönheitsbad nehmen und sich anschließend 30 Minuten ins Bett legen.

Kompresse für jeden Hauttyp

20 g Brennesselblätter
¹/₄ l Wasser

Zubereitung:
Die Brennesselblätter fein hacken oder mörsern, das Wasser aufkochen und damit die Brennesseln überbrühen. 10 Minuten ziehen lassen und abseihen.

Anwendung:
Die Haut gründlich reinigen. Ein weiches, saugfähiges Tuch (z. B. ein Frotteehandtuch) mit dem Aufguss tränken. Das Tuch leicht auswringen, aufs Gesicht legen, und die Kompresse 20 Minuten einwirken lassen. Diese Anwendung kann man zwei- bis dreimal pro Woche durchführen.

Lotion mit Apfelessig

1 EL Brennesseltinktur
250 ml Apfelessig

Zubereitung und Anwendung:
Die Brennesseltinktur und den Apfelessig gut miteinander vermischen. Einen Wattepad damit durchtränken und anschließend die Lotion auf die Haut tupfen.

Lotion mit Rizinusöl

20 g Brennesselblätter
250 ml Wasser
250 ml Rizinusöl

Zubereitung:
Die Brennesselblätter fein hacken und in dem Wasser aufkochen. 10 Minuten bei kleiner Flamme köcheln lassen und dann abseihen. Die Brennesselflüssigkeit mit dem Rizinusöl mischen und in eine lichtgeschützte Literflasche abfüllen. Darin hält sich das Öl einige Tage lang. Vor Gebrauch gut schütteln.

Anwendung:
Etwas von der Lösung zweimal pro Woche in die Gesichtshaut einmassieren. Aknepickel und Mitesser täglich damit betupfen.

Lotion gegen fettige Haut

10 g Brennesselblätter
je 5 g Birkenblätter und -knospen,
Rosenblütenblätter, Stiefmütterchenblätter
und -blüten
1 TL Klettenwurzelöl
1 l Wasser

Zubereitung:
Die Kräuter und das Wurzelöl miteinander vermischen, mit kochendem Wasser

überbrühen und 10 Minuten ziehen lassen. Anschließend abseihen und die Lösung in eine lichtgeschützte Literflasche füllen. Die Flasche vor Gebrauch gut umschütteln.

Anwendung:
Etwas Lotion täglich in die Gesichtshaut einmassieren.

Pflegecreme

1 TL Brennesselsaft
Hautcreme

Zubereitung:
Mischen Sie Brennesselsaft unter Ihre normale Pflegecreme (Sie benötigen etwa 1 Teelöffel Saft für eine kleine Dose Pflegecreme).

Packung

je 20 g Brennessel- und Löwenzahnblätter
$1/2$ l Wasser

Zubereitung:
Die Blätter fein hacken und in dem Wasser aufkochen. Bei niedriger Hitze etwa 10 Minuten einkochen lassen, bis eine breiartige Masse entsteht.

Anwendung:
Das Gesicht gründlich reinigen. Die warme Breimasse darauf auftragen und mit einem warm angefeuchteten Frotteetuch abdecken. 15 Minuten einwirken lassen; mit lauwarmem Wasser abspülen.

Maske mit Apfel und Joghurt

1 Apfel
2 EL Naturjoghurt
1 TL Brennesselsaft

Zubereitung:
Den Apfel waschen, schälen, halbieren, Stiel und Kerngehäuse entfernen, das Fruchtfleisch in einem Mixer fein pürieren. Den Apfelbrei mit dem Joghurt und dem Brennesselsaft gut vermischen.

Anwendung:
Das Gesicht gründlich reinigen. Die Maske auftragen und 30 Minuten einwirken lassen. Danach gut mit lauwarmem Wasser abspülen. Es empfiehlt sich, das Gesicht nach einer Maske mit etwas Blütenwasser zu betupfen.

Maske mit Eigelb und Joghurt

1 frisches Eigelb
2 EL Naturjoghurt
1 TL Brennesselsaft

Zubereitung und Anwendung:
Die Zutaten gut miteinander vermischen, die Maske auf das gereinigte Gesicht auftragen und 30 Minuten einwirken lassen. Lauwarm abspülen.

Maske für die müde Haut

¹/₂ Salatgurke
1 TL frischer Brennesselsaft
1–2 EL Quark

Zubereitung:
Die Gurke schälen und fein raspeln. Den Brennesselsaft zugeben und alles gut mit dem Quark vermischen.

Anwendung:
Die Masse auf die frisch gewaschene Haut auftragen und 20 bis 30 Minuten einwirken lassen. Die Haut gründlich mit lauwarmem Wasser abspülen.

Maske bei unreiner Haut

20 g Brennesselblätter
200 ml Wasser
2 EL Heilerde
5 Tropfen Arnikatinktur

Zubereitung:
Zunächst die Brennesselblätter fein hacken und mit dem kochenden Wasser

übergießen. 10 Minuten ziehen lassen, abseihen. Danach 2 bis 4 Esslöffel des Brennesselaufgusses mit der Heilerde zu einem Brei verrühren und schließlich die Arnikatinktur unter-rühren.

Anwendung:
Die Maske auf das gereinigte Gesicht auftragen und 30 Minuten einwirken lassen. Dann mit lauwarmem Wasser abspülen. Waschen Sie Ihr Gesicht anschließend nochmals mit Brennesseltee ab. Die Maske können Sie zweimal wöchentlich anwenden.

Pads für müde Augen

5 g Brennesselblätter
je ¹/₂ TL Augentrost, Kornblumenblüten
und gemahlener Fenchelsamen

Zubereitung:
Alle Kräuter miteinander vermischen, mit 1 Tasse kochendem Wasser überbrühen, 10 Minuten ziehen lassen und abseihen.

Anwendung:
2 Wattepads mit dem Aufguss befeuchten, auf die Augen legen und 20 Minuten einwirken lassen.

Leckere Brennesselrezepte

Die richtigen Vorbereitungen

Einst bereicherte die Brennessel nur den Speiseplan der sogenannten armen Leute. Heute entdecken immer mehr Hobbyköche und -köchinnen das brennende Kraut für kulinarische Zwecke. Auch Sie können sich und Ihre Familie oder Gäste mit einer der vielen möglichen Brennesselzubereitungen überraschen und zugleich Ihrer Gesundheit etwas überaus Gutes tun.

Ein kleiner Hinweis jedoch vorweg: Wie alle Wildkräuter enthält auch die Brennessel mehr Gerb- und Bitterstoffe als ihre „zahmen" Vettern im Kräutergarten. Wir empfinden ihren Geschmack daher anfangs als ungewöhnlich herb. Durch Blanchieren, also durch kurzes Überbrühen der Brennessel mit heißem Wasser, nehmen Sie dem Kraut schon viel von seiner allzu kräftigen Würze, und überdies wird die Brennessel dadurch zarter. Und wenn Sie sich erst einmal an die neue Geschmacksvariante gewöhnt haben, dann wird Ihnen klar, warum immer mehr Feinschmecker der Brennessel verfallen.

Im Folgenden finden Sie Anregungen und viele Rezepte für eine schmackhafte sowie gesunde Brennessel- und Wildkräuterküche. Mit Tipps und Variationsvorschlägen möchten wir Sie dazu ermuntern, selber Neues auszuprobieren. Viele Gerichte gehören zu unserer Alltagsküche, nur dass statt Spinat oder Lauch die Brennessel verarbeitet wird. Manche Rezepte erscheinen Ihnen vielleicht etwas ungewöhnlich. Probieren Sie sie dennoch aus, und entdecken Sie für sich das frisch-herbe Aroma dieses vermeintlichen Unkrauts.

Kräutersammeln für die Küche

Um einen möglichst optimalen Geschmack und gesundheitlichen Wert zu erzielen, sollten Sie einige Tipps beim Sammeln der Brennesselkräuter beachten:

▶ Gehen Sie früh morgens auf Kräutersuche, denn dann steigen die

Pflanzensäfte hoch, und das Erntegut ist besonders hochwertig.

▶ Kleine Pflanzen können Sie vollständig verarbeiten, indem Sie Triebe, alle entfalteten Blätter und Stängel verwenden. Bei großen Pflanzen pflücken Sie nur am besten die oberen fünf Zentimeter ab.

▶ Überaus zart sind die Blätter der jungen Pflanzen vor allem im Frühjahr. Die Zeit vor der Blüte gilt als die beste Erntezeit. Zu allen anderen Jahreszeiten greifen Sie nur zu den obersten Triebspitzen.

▶ Möglicherweise schmeckt Ihnen die Herbsternte zu herb, dann probieren Sie es im zeitigen Frühjahr aufs Neue.

▶ Auch Menschen mit empfindlichem Magen sollten keine allzu herben Blätter verzehren.

▶ Verzichten Sie aus eigenem Gesundheitsinteresse auf Pflanzen, die am Straßenrand, in der Nähe von Deponien oder an ähnlich stark umweltbelasteten Standorten wachsen.

▶ Sammeln Sie gleich einen ganzen Korb voll, denn beim Kochen fallen die Brennesselblätter nämlich ganz zusammen.

▶ Das Erntegut waschen und putzen Sie gleich, wenn Sie heimkommen.

▶ Nicht zuletzt: Vergessen Sie Ihre Handschuhe nicht! Später beim Kochen verlieren die Nesseln ihre brennenden Eigenschaften.

Vorbereitungen für die Küche

Brennesseln richtig lagern

Wildkräuter sollten Sie kühl, trocken und vor Tageslicht geschützt aufbewahren. In einem gut verschlossenen Gefäß bleiben die Brennesselblätter im Kühlschrank drei Tage lang frisch. Sie können das Erntegut auch einfrieren.

Brennesseln zum Kochen vorbereiten

Wie bei jedem Gemüse und Salat beginnen Sie mit dem Putzen. Entfernen Sie alle schlechten, holzigen, beschädigten und ungenießbaren Teile der Pflanze. Waschen Sie den Rest kurz, aber gründlich. Achten Sie darauf, dass Sie das Kraut nicht wässern, denn dabei gehen Vitamine und Mineralstoffe verloren. Wenn Sie zum Waschwasser etwas Salz geben, sinken eventuell vorhandene Würmer oder Raupen auf den Boden des Beckens. Nach dem Waschen das Kraut gut ausschütteln, im Sieb abtropfen lassen und gegebenenfalls noch in einem Küchentuch oder Salatsieb ausschwingen.

Brennesseln blanchieren

Das Blanchieren bewirkt mehrere Dinge: Es mildert den manchmal herben Geschmack von Wildkräutern, macht die Brennessel knackig, erhält das Blattgrün und damit das gesundheitlich hochwertige Chlorophyll, und es gart die Brennessel vor. Und so geht es: Die Brennesseln vorbereiten. Wasser zum Kochen bringen, Brennessel hineingeben und etwa 2 Minuten aufkochen. Das Wasser abgießen oder das Kraut mit einem Schaumlöffel herausnehmen und sofort unter fließend kaltem Wasser sorgfältig abschrecken.

Verwendung in der Küche

Die Brennessel lässt sich extrem vielseitig einsetzen: als Brotaufstrich, Vorspeise, Hauptgericht und Zwischenmahlzeit; sie schmeckt als „Grünzeug" in Suppe und Sauce, passt zu Fisch und Fleisch, harmoniert als Füllung, Gemüsebeilage oder Salat und verleiht Kartoffelbrei, Reis, Pfannkuchen oder Nudeln ein ganz spezielles Aroma. Die Brennessel enthält kaum Kalorien, dafür viele Mineralien und Vitamine. Sie macht gut satt, und bei fettarmer Zubereitung sorgt sie auch dafür, dass Sie schlank bleiben.

Keine Angst vor den Nesseln

So verlieren die Blätter ihre brennende Eigenschaft: Die Blätter kochen (dabei werden die Nesseln stumpf) oder eine halbe Stunde lang in kaltes Wasser legen, dir sehr fein zerhacken, die Blätter gut mit Salatsauce verrühren.

Brennesselgewürz selbst herstellen

Brennesseln in etwa zwei Zentimeter lange Stückchen schneiden, trocknen lassen und lose in ein dunkles, gut verschließbares Schraubglas füllen. Locker schichten. Bei Bedarf die Brennesseln zerreiben und der jeweiligen Speise zugeben.

Brennesselessig selbst herstellen

4–5 Kilogramm saure Äpfel
10-Liter-Topf aus Steingut
500 g getrocknete Brennesseln
1/2 Liter sauer gewordener Wein
Tuch zum Verschließen.

Die Äpfel waschen, halbieren, die Stiele sowie die Kerngehäuse entfernen und dann das Fruchtfleisch mitsamt der

Schale klein schneiden. Den Topf zur Hälfte mit den Äpfeln auffüllen, die Brennesseln hinzugeben und mindestens 1/2 Liter sauer gewordenen Wein darüber gießen. Den Topf mit warmem Wasser auffüllen und mit einem Tuch zubinden. Ihn an einen gleichmäßig warmen Platz stellen und den Inhalt gelegentlich umrühren. Nach ungefähr 6 bis 8 Wochen ist der Gärungsprozess abgeschlossen, und Sie können den Brennesselsaft abpressen, filtrieren und dann in Flaschen umfüllen.

Brennesselsuppen

Bei einer kompletten Mahlzeit sollten Sie darauf achten, dass die einzelnen Speisen angemessen aufeinander abgestimmt sind. Als allgemeine Faustregel gilt: Die Suppe als Vorspeise und das Hauptgericht sollten sich in Geschmack, Farbe und Eigenschaften deutlich voneinander unterscheiden. Servieren Sie daher z. B. nach einer Brennesselcremesuppe kein Hauptgericht mit Brennesselsauce und -gemüse.

Brennessel und Milchprodukte

Bei allen Gerichten, die Milch oder Milchprodukte wie Quark oder Käse enthalten, sollten Sie die Brennesseln erst kurz vor dem Servieren zugeben. Bei längerem Stehen werden milchhaltige Produkte nämlich unansehnlich dunkel.

Brennesselsalate

Sie sollten nur ganz junge, zarte Brennesselblätter, die noch kaum bis gar nicht brennen, verwenden. Damit die Brennesselblätter ihre brennende Eigenschaft verlieren, legt man die Blätter eine halbe Stunde lang in kaltes Wasser oder hackt sie ganz fein. Immer gut mit der Salatsauce verrühren. Brennesselsalat schmeckt besser, wenn Sie die Blätter 2 bis 3 Minuten lang in kochendem Wasser blanchieren. Die Brennesselblätter muss man immer putzen und im halbvoll mit kaltem Wasser gefüllten Spülbecken kurz, aber gründlich waschen. Ausschütteln, im Sieb abtropfen lassen, in einem Küchentuch oder Salatsieb ausschwingen. Achtung: Nur trockener Salat nimmt Öl richtig an. Gewaschene Brennesselblätter können Sie in einem Plastikbeutel bis zur nächsten Mahlzeit im Kühlschrank aufbewahren. Stets die Luft herauspressen und den Beutel gut verschließen.

Brotaufstriche

Für 250 g Gramm

10 g junge Brennesselblätter
nach Belieben weitere Kräuter,
etwa Brunnenkresse, Bärlauch,
Löwenzahn, Taubnessel,
Wegerich u.a.
Butter
Salz

Kräuterbutter

Die Brennesselblätter sowie die Kräuter waschen, gut abtropfen lassen und fein schneiden. Sie dann mit einer Gabel in der Butter zerdrücken und alles salzen. Die Masse auf Pergamentpapier zu einer Rolle formen und im Kühlschrank härten lassen. Wenn Sie es noch würziger mögen, können Sie außerdem die abgeriebene Schale einer unbehandelten Zitrone, weißen Pfeffer und eine Knoblauchzehe unter die Zutaten mischen.

Tipp

Die Kräuterbutter schmeckt gut zu Brot, Kartoffeln, Reis, Fleisch und Fisch. Weitere Tipps und Rezepte für Brotaufstriche, finden Sie bei den Vorspeisen und Zwischenmahlzeiten.

Für 1 Person

1 Scheibe Vollkornbrot
etwas Butter
1 Scheibe Edamer
1 kleine Tomate
10 g junge Brennesselblätter

Belegtes Brot

Das Brot mit der Butter bestreichen und mit dem Edamer belegen. Die Tomate waschen, trockentupfen, in dicke Scheiben schneiden und auf den Käse legen. Die gewaschenen und gut abgetropften Brennesselblätter fein hacken und darüber streuen.

Kräuterhonig

Für 1 Glas

Die Brennesselblätter waschen, trockentupfen und sehr fein hacken. Mit dem Honig verrühren.

10 g Brennesselblätter
1 Glas flüssiger Honig

Kerniger Kräuterquark

Für 4 Personen

Etwa ¹/₂ Liter Wasser aufkochen. Die Brennesseltriebe gut waschen, dann in das kochende Wasser geben und 2 Minuten kochen lassen. Auf ein Sieb schütten, abschrecken und gut abtropfen lassen bzw. in einem Küchentuch kräftig ausdrücken. Die Brennesseln in ein Rührgefäß geben und mit einem Passierstab fein pürieren. Das Püree zusammen mit der Petersilie und den Mandeln bzw. Pinienkernen in eine Schüssel geben. Den Quark hinzufügen und das Ganze zu einer glatten Creme verrühren. Sie mit Pfeffer und Salz würzen.

Tipp
Der Kräuterquark schmeckt am besten auf Vollkornbrot und Pumpernickel, er passt aber auch gut auf getoastetes Weißbrot.

1 Hand voll frische junge
Brennesselblätter mit Stielen
2 EL fein gehackte Petersilie
2 EL fein gehackte Mandeln
oder Pinienkerne
250 g Speisequark, 20 % F. i. Tr.
weißer Pfeffer, Salz

Herzhafte Kräuterpaste aufs Brot

Für ca. 200 Gramm

Quark sowie Fermentgetreide in eine Schüssel geben und verrühren. Die Brennesseln gut waschen, trockentupfen, in kochendem Wasser blanchieren, abtropfen lassen und in ein hohes Rührgefäß geben. Die Kresse abschneiden und zusammen mit dem Zitronensaft hinzufügen. Das Ganze mit einem Passierstab fein pürieren, unter den Quark rühren und mit Pfeffer sowie Salz würzen.

150 g Magerquark
1 EL Enzym-Fermentgetreide
(aus dem Reformhaus)
20 g frische junge
Brennesselblätter
1 Kästchen Kresse (20 g)
1 TL Zitronensaft
weißer Pfeffer, Salz

Suppen

Für 4 Personen

500 g Rinderknochen
500 g mageres Rindfleisch
1,5 l Wasser
Salz, weißer Pfeffer
1 Gemüsezwiebel
1 Bund Suppengrün
$^1/_2$ Lorbeerblatt
pro Person 1 Tasse
Brennesselblätter
nach Belieben Salz,
schwarzer Pfeffer aus der Mühle

Klare Fleischbrühe mit Brennesseln

Die Knochen sowie das Fleisch waschen und in einem Suppentopf mit dem kalten Wasser zum Kochen bringen. Alle weiteren Zutaten (außer die Brennesseln) zugeben und zugedeckt 2 bis 3 Stunden bei möglichst milder Hitze köcheln lassen. Das

Tipp

Die Knochen können Sie zweimal für die Zubereitung von Brühe verwenden. Wenn Sie das Fleisch als Suppeneinlage oder später als Hauptgericht verwerten möchten, geben Sie es erst zu, wenn das Wasser kocht.

Fleisch herausnehmen und die Brühe abseihen. Die Brennesseln waschen, abtropfen lassen und in die heiße Fleischbrühe geben. Etwa 10 Minuten köcheln lassen. Dann die Brennesseln abseihen und fortwerfen oder aber fein hacken und wieder in die Suppe geben. Sie sollten noch Biss haben. Die Suppe zum Schluss nach Geschmack würzen.

Fleischbrühe ohne Brennesseln können Sie auf Vorrat kochen und portionsweise einfrieren. Sie ist die Grundlage für klare bzw. gebundene Suppen und für helle Saucen.

Variante 1: Rösten Sie die Knochen 10 Minuten, das Suppengrün und die halbierte Zwiebel 5 Minuten an, bevor Sie sie in das kochende Wasser geben. Das Rösten verleiht der Brühe mehr Würze.

Variante 2: Probieren Sie als Einlage Brennessel-pfannkuchen, -knödel, -nudeln oder -spätzle aus. Siehe dazu das alphabetische Rezeptverzeichnis am Ende dieses Buches. **Wichtig:** Die gekochten Einlagen in einem Extratopf in Salzwasser garen und nicht in der Suppe; diese wird sonst trüb.

Variante 3: Verteilen Sie geröstete Brotwürfel auf die Teller, und füllen Sie dann erst mit Suppe auf. Dazu schneiden Sie eine Semmel vom Vortag oder Weißbrot in kleine Würfel, erhitzen Butter in einer Stielpfanne und braten darin die Würfelchen braun und knusprig. Mehrmals wenden.

Schnelle Grießklößchensuppe mit Brennesselstreifen

Für 4 Personen

Die Brennesseltriebe gut waschen, trockentupfen und in sehr feine Streifen schneiden. Die Butter in einem Topf erhitzen und die Brennesselstreifen darin unter Umrühren 3 Minuten andünsten. 800 Milliliter Wasser angießen, das Ganze aufkochen lassen und das fertige Suppenpulver mit den Klößchen unterrühren. Die Suppe bei schwacher Hitze zudeckt 10 Minuten köcheln lassen, dann auf ausgeschalteter Herdplatte zugedeckt noch 10 Minuten ziehen lassen.

Tipp

Man kann die Grießklößchensuppe auch selbst aus Fleischbrühe und Klößchenteig zubereiten.

1 Hand voll junge Brennesseltriebe
1 EL Butter
1 Päckchen fertige Grießklößchensuppe (für 4 Personen)

Rindfleischsuppe mit Brennesseln

Für 4–6 Personen

1 Zwiebel
1 EL Butter
1 EL Mehl
2 l Fleischbrühe
(Würfel oder Instantpulver)
300 g Rindfleisch
4 Hand voll junge
Brennesselblätter
1 frisches Ei
Salz
geröstete Weißbrotwürfel

Die Zwiebel schälen, fein hacken und in einem Topf in der Butter glasig dünsten. Das Mehl darüber streuen und die Zwiebelstücke anschwitzen lassen. Die Fleischbrühe angießen. Das Rindfleisch abspülen, trockentupfen, in Würfel schneiden und in den Topf geben. Die Brennesselblätter fein hacken und unterrühren. Das Ei in einem Glas verquirlen und die Suppe vor dem Servieren damit legieren. Nach Geschmack salzen und mit gerösteten Weißbrotwürfeln anrichten.

Tipp
Wenn Sie die Brennesselblätter zusammen mit den Weißbrotwürfeln anrösten, bekommt die Suppe eine besondere Würze.

Variante: Verquirlen Sie anstelle des Eis 1 Eigelb mit 2 Esslöffeln Sahne sowie etwas Suppe, und lassen Sie es unter Umrühren in die fertige heiße Suppe einlaufen. **Achtung:** Die Suppe darf nicht mehr kochen, weil sonst das Eigelb gerinnt.

Brennesselsuppe mit Getreide

Für 4 Personen

2 Hand voll Brennesselblätter
1 l Wasser
30 g Haferflocken
30 g Gerstenschrot
1 Prise Fenchelsamen
30 g Butter
Kräutersalz, geriebene
Muskatnuss

Die Brennesselblätter mit 1 Liter kochendem Wasser übergießen, 2 bis 3 Minuten ziehen lassen und das Wasser durch ein Sieb abgießen. Das Wasser nicht wegschütten, sondern auffangen. Die Getreide sowie den Fenchelsamen fein mahlen und miteinander vermischen. Das aufgefangene Brennesselwasser in einem Topf zum

Tipp
Statt der Getreide können Sie auch Grieß oder Reis verwenden.

Kochen bringen. Die Getreide-Fenchel-Mischung hineinrühren und alles einige Minuten köcheln lassen. Die Suppe mit Salz und Muskat würzen. Zum Schluss die blanchierten Brennesselblätter fein hacken und in die Suppe geben.

Variante 1: Rühren Sie in die fertige Suppe 3 bis 4 Esslöffel saure Sahne.
Variante 2: Verwenden Sie Fleischbrühe (aus Instantpulver) statt Wasser.

Brennesselsuppe mit Grünkern

Für 4 Personen

Das Suppengrün klein schneiden, die Brennesselblätter waschen, abtropfen lassen, fein hacken; alles in einen Topf geben und in dem Pflanzenöl glasig dünsten. Die Gemüsebrühe angießen. Grünkern sowie Thymian hineinstreuen und die Suppe 10 Minuten kochen lassen. Anschließend den Grünkern bei kleiner Flamme etwa 30 Minuten ausquellen lassen. Zum Schluss die Suppe mit Salz und Pfeffer abschmecken.

Tipp

Falls Sie es etwas süßer mögen, können Sie die fertige Suppe mit geraspelten Karotten und gehackten Haselnüssen bestreuen.

1 Bund Suppengrün
40 g junge Brennesselblätter
1 TL Pflanzenöl
1 l Gemüsebrühe
(Würfel oder Instantpulver)
60 g Grünkern
etwas getrockneter Thymian
Salz, Pfeffer

Für 4 Personen

300–400 g Brennesselblätter
2 Zwiebeln
30 g Butter
1–2 EL Mehl
1 l Fleisch- oder Gemüsebrühe
(Würfel oder Instantpulver)
1 Bund Petersilie
Kräutersalz, weißer Pfeffer,
geriebene Muskatnuss

Brennesselgemüsesuppe

Die Brennesselblätter waschen, abtropfen lassen und grob hacken. Die Zwiebeln schälen und in kleine Würfel schneiden. In einem Topf die Butter zerlassen. Darin die Brennesseln und Zwiebeln andünsten, mit Mehl bestäuben und leicht anrösten. Dann die Fleischbrühe angießen und alles etwa 20 Minuten lang kochen lassen. Die Suppe vor dem Servieren mit Salz sowie Pfeffer abschmecken und die Sahne darunterrühren.

Variante 1: Nehmen Sie zur Hälfte Brennessel- und zur Hälfte Spinatblätter, oder mischen Sie die Brennesseln mit unterschiedlichen Garten- und Wildkräutern.

Variante 2: Lassen Sie Ihrer Phantasie freien Lauf: Möhren mitkochen, ein hart gekochtes halbiertes Ei hinzugeben, vor dem Servieren die Suppe mit Petersilie und Dill oder mit geriebenem Parmesankäse überstreuen.

Variante 3: Eine gehaltvollere Suppe erhalten Sie, wenn Sie 200 Gramm gekochten Schinken in kleine Streifen schneiden und diese in der heißen Brühe garen lassen. Zum Servieren können Sie dann noch in jeden Teller ein halbes hart gekochtes Ei legen.

Variante 4: Sie können die Brennesseln auch pürieren. Dazu werden diese weder fein gehackt noch geröstet, sondern mit wenig Wasser weich gekocht und durch ein Sieb passiert. In zerlassener Butter wird dann aus Mehl und Milch eine weiße Mehlschwitze hergestellt. Diese mit 1 Liter Fleischbrühe aufgießen. Das Brennesselmus unterrühren und nach Geschmack würzen.

Variante 5: Als Beilage zu der Brennesselgemüse-suppe passt geröstetes Knochlauchbrot. Dazu 50 Gramm weiche Butter mit 1 Prise Salz schaumig rühren und drei durchgepresste Knoblauchzehen daruntermischen. Ein Stangenweißbrot in Abständen von etwa 4 Zentimetern schräg einschneiden und die Knoblauchbutter in die Einschnitte einfüllen. Das Brot wieder zusammendrücken und in Alufolie verpackt im vorgeheizten Backofen bei 175 °C etwa 20 Minuten lang aufbacken.

Brennesselcremesuppe

Für 4 Personen

Die Brennesseltriebe gut waschen, etwa 10 Minuten kochen und dann abseihen. Den Sud aufheben. Die Brennesseln durch ein Sieb passieren oder im Mixer pürieren. Die Zwiebel schälen, fein hacken, zusammen mit der abgebrausten sowie ebenfalls fein gehackten Petersilie in einen Topf geben, die Butter hinzufügen und die Gewürze darin glasig dünsten. Das Mehl dazu geben und eine helle Schwitze bereiten. Langsam die kalte Milch aufgießen. Nun die Fleisch- oder Gemüsebrühe zugeben und alles 15 Minuten leicht köcheln lassen. Anschließend die passierten oder pürierten Brennesseln zugeben und nochmals kurz aufkochen. Mit den Gewürzen abschmecken. Sahne, Eigelb sowie kalte Butter miteinander verquirlen und in die Suppe rühren. Diese mit gehackten Brennesseln garnieren.

Tipp
Dazu passen geröstete Brotwürfel, die Sie auf die Suppe streuen.

1 Zwiebel
1 Bund Petersilie
20 g Butter
250 g junge Brennesseltriebe
2 EL Mehl
375 ml Milch
1 l Fleisch- oder Gemüsebrühe
(Würfel oder Instantpulver)
Salz, weißer Pfeffer, geriebene
Muskatnuss
200 g Sahne
1 frisches Eigelb
20 g kalte Butter
etwas rohe, fein gehackte
Brennessel zum Garnieren

Brennesselcremesuppe mit Kartoffeln

Für 4 Personen

1 Zwiebel
250 g Kartoffeln
30 g Butter
1 l Fleisch- oder Gemüsebrühe
(Würfel oder Instantpulver)
500 g Brennesselblätter
Salz, weißer Pfeffer, geriebene
Muskatnuss
200 g Sahne oder Crème fraîche
1 Hand voll frische, fein
gehackte Brennesseln zum
Garnieren

Die Zwiebel schälen und in feine Würfel schneiden. Die Kartoffeln waschen, schälen und ebenfalls in Würfel schneiden. Die Butter in einem Suppentopf erhitzen, die Zwiebel- und Kartoffelwürfel darin andünsten. Die Brühe angießen und alles 10 bis 20 Minuten kochen lassen. Die Brennesselblätter waschen, abtropfen lassen und fein hacken. Sie kurz in wenig Wasser bissfest kochen, abseihen und zur Suppe geben. Diese mit Salz, Pfeffer sowie Muskat kräftig abschmecken und nochmals aufkochen lassen. Dann die Sahne bzw. Crème fraîche einrühren, die Suppe auf 4 Teller verteilen und mit frischen, fein gehackten Brennesseln bestreuen.

Brennesselsuppe mit Quark

Für 4 Personen

500 g Brennesselblätter
2 Zwiebeln
1 Knoblauchzehe
30 g Butter
1 l Fleisch- oder Gemüsebrühe
(Würfel oder Instantpulver)
Salz, schwarzer Pfeffer aus der
Mühle, geriebene Muskatnuss
250 g Frühlingsquark

Die Brennesselblätter waschen und gut abtropfen lassen. Die Zwiebeln schälen, in kleine Würfel schneiden; die Knoblauchzehe ebenfalls schälen und fein hacken. Zwiebel, Knoblauch und Butter in einen Topf geben, erhitzen und die Gemüse in der Butter andünsten. Die Brennesselblätter hinzufügen und zusammenfallen lassen. Die Brühe angießen und alles etwa 3 Minuten kochen lassen. Die

Tipp

Als Einlage können Sie 1 Eigelb pro Portion sowie geröstete Brotwürfelchen in den Teller geben und evtl. alles jeweils mit einem Klacks Crème fraîche garnieren.

Suppe mit dem Passierstab pürieren sowie mit Salz, Pfeffer und Muskat abschmecken, dann vom Herd nehmen und den Frühlingsquark unterrühren. Sofort servieren.

Wildkräutersuppe

Für 4 Personen

Die Wildkräuter waschen, gut abtropfen lassen und klein hacken. Die Zwiebel schälen und fein schneiden. Die Kartoffeln ebenfalls schälen und in kleine Würfel schneiden. Das Sonnenblumenöl in einem Topf erhitzen. Zwiebeln, Kartoffeln und etwa 200 Gramm Wildkräuter darin andünsten. Alles mit dem Wasser aufgießen und 15 Minuten köcheln lassen. Mit Kräutersalz sowie Pfeffer abschmecken und mit den restlichen Wildkräutern garnieren.

250 g Wildkräuter nach Wahl, darunter Brennesseln
1 Zwiebel
2–3 Kartoffeln
1 l Wasser
Sonnenblumenöl
Kräutersalz
Pfeffer

Tipp
Sie können die Suppe auch mit Sojasauce, Senf, Meerrettich oder saurer Sahne abschmecken.

Hinweis: Folgende Wildkräuter können Sie in großen Mengen verwenden: Brennessel, Bärlauch, Gartenkresse. In kleinen Mengen nehmen Sie junge Blätter von Beifuß, Beinwell, Giersch, Gundelrebe, Hirtentäschel, Huflattich, Knoblauchrauke, Löwenzahn, Schafgarbe, Scharbockskraut, Spitzwegerich, Taubnessel, Vogelmiere, Wiesenknopf, Wiesenschaumkraut.
Empfehlung: Frische Kräuter werden im Mörser zerrieben, mit dem Gemüsemesser klein gehackt oder mit dem Wiegemesser fein zerteilt.

Tomatensuppe mit Kräutern

Für 4 Personen

1 kg Tomaten
¹/₂ Zwiebel
200 g Wildkräuter, darunter
Brennesseln
30 g Butter
10–20 g Mehl
1 l Fleischbrühe
(Würfel oder Instantpulver)
Salz, weißer Pfeffer
1 Prise Zucker
4 EL Sahne

Die Tomaten überbrühen, enthäuten und in kleine Würfel schneiden. Die Zwiebel schälen und fein würfeln. Die Kräuter waschen, abtropfen lassen und fein hacken. In einem Topf die Butter zerlassen, das Mehl zugeben und hellgelb rösten. Tomaten sowie Kräuter hinzufügen und 20 Minuten dünsten. Dann mit der Fleischbrühe aufgießen und alles 5 Minuten kochen. Durch ein feines Sieb passieren. Die Suppe mit Salz und Pfeffer sowie etwas Zucker würzen. Auf 4 Teller verteilen und jeweils einen Klacks Sahne darauf geben.

Tipp

Würzen Sie zusätzlich mit Rotwein, oder lassen Sie Butterflöckchen in der Suppe schmelzen. Zur Tomatensuppe passt körniger Reis.

Grüne Gemüsesuppe

Für 4 Personen

150 g Mangoldblätter
50 g Brennesseln (junge Triebe)
1 Zucchini (ca. 150 g)
1 kleine Zwiebel
20 g Butter
30 g Mehl
750 ml Gemüsebrühe
(Würfel oder Instantpulver)
weißer Pfeffer, geriebene
Muskatnuss, Salz

Den Mangold waschen, trockentupfen und die Mittelrippen herausschneiden. Man verwendet sie bevorzugt für Rohkostsalate. Die Brennesseln waschen. Die Zucchini waschen, putzen und fein würfeln. Die Zwiebel schälen und fein würfeln. Die Butter in einem Topf erhitzen, die Zwiebel und das restliche Gemüse darin andünsten, dann das Mehl darüber stäuben und das Ganze hell anschwitzen. Die Gemüsebrühe dazu gießen und das Ganze unter Umrühren 10 Minuten durchköcheln lassen. Den Topf vom Herd nehmen und die Suppe mit einem Passierstab fein pürieren. Nochmals aufkochen lassen, dann mit Pfeffer, Muskat und Salz abschmecken.

Vorspeisen und Zwischenmahlzeiten

Vorspeisen-Salatteller

Die Blattsalate waschen, gut abtropfen lassen und in mundgerechte Stücke zerrupfen. Tomate, Champignons und Radieschen waschen, putzen, trockentupfen und in Scheiben schneiden. Die Frühlingszwiebeln häuten und vierteln. Alle Zutaten für die Marinade gut miteinander verrühren und die Salatblätter leicht unterziehen. Die übrigen Zutaten auf dem Salat verteilen und mit Marinade beträufeln.

Tipp
Dazu passt Baguette oder Knoblauchbrot.

Variante: Ihrer Phantasie sind keine Grenzen gesetzt. Mischen Sie unter den Salat Schinken, Käse, Thunfisch, hart gekochte Eier, Ölsardinen und Zwiebelringe oder gebratene Hühnerbruststückchen.

Für 4 Personen

Für den Salat:
$^1/_2$ Friséesalat
$^1/_2$ Eichblattsalat
1 kleiner Radicchio
50 g Feldsalat
1 Hand voll junge Brennesselblätter
1 Fleischtomate
30 g kleine Champignons
2 Radieschen
2 Frühlingszwiebeln

Für die Marinade:
3 EL Essig
Salz, 1 Prise Zucker
1 Msp. weißer Pfeffer
6 EL Öl

Kräuterquark

Für 2 Personen

1 TL Petersilie
1 TL Schnittlauch
40 g junge Brennesselblätter
250 g Magerquark
5 EL Milch
Salz, Pfeffer
1/2 Zwiebel

Die Petersilie fein hacken, Schnittlauch in Röllchen schneiden und die Brennesselblätter ebenfalls fein hacken. Den Quark zusammen mit der Milch verrühren. Die Kräuter unterheben und alles mit den Gewürzen abschmecken. Dazu passen Pellkartoffeln.

Tipp
Der Quark wird pikanter, wenn Sie etwas edelsüßes Paprikapulver zugeben.

Quark mit pürierten Brennesseln

Für 2 Personen

250 g Speisequark
40 g junge Brennesselblätter
Salz, 1 Prise Zucker
3 EL Sahne
1/2 Knoblauchzehe

Den Quark abtropfen lassen und in 2 Portionen teilen. Die Brennesseln waschen, abtropfen lassen, fein hacken und anschließend zusammen mit Salz, Zucker, Sahne sowie dem Knoblauch im Mixer pürieren und das Püree auf die Quarkportionen verteilen.

Brennesselquark mit Meerrettich und geriebenem Apfel

Für 1 Person

3 EL Speisequark
5 g Sahne
5 g junge Brennesselblätter
1 TL frisch geriebener Meerrettich
1 TL Zitronensaft
1 Apfel
Kräutersalz

Den Quark zusammen mit der Sahne schaumig schlagen. Die Brennesseln fein hacken und zusammen mit dem Meerrettich sowie dem Zitronensaft unter die Quark-Sahne-Masse rühren. Den Apfel gut abwaschen und sehr fein raspeln. Sofort unter den Quark mischen und das Ganze mit Kräutersalz abschmecken. Gut gekühlt servieren.

Tipp
Mit Frühkartoffeln als Beilage wird die Vorspeise zur kleinen Mahlzeit.

Angemachter Camembert mit Brennessel

Für 2 Personen

Die beiden Camemberts mit einer Gabel zerdrücken. Die Brennesselblätter sowie die enthäutete Zwiebel fein hacken und zusammen mit der Butter mit dem Camembert vermischen. Nach Belieben würzen und anrichten. Nehmen Sie wenig Kümmel, aber reichlich Paprika.

Tipp
Passt als Aufstrich zu dunklem Brot.

2 reife Camemberts à 80 g
1 Hand voll Brennesselblätter
1 Zwiebel
40 g weiche Butter
Kümmel
edelsüßes Paprikapulver

Variante: Verwenden Sie anstelle des Camemberts einen anderen Weichkäse oder einen Frischkäse.

Avocado-Frischkäsecreme mit Brennessel

Für 2 Personen

Die Brennesseln waschen, abtropfen lassen und fein hacken, salzen und in etwas Sonnenblumenöl einlegen. Kurz durchziehen lassen. Die Avocado halbieren, den Stein entfernen, aus jeder Hälfte das Fruchtfleisch lösen und mit einer Gabel zerdrücken. Die Avocadomasse mit dem Frischkäse und den Brennesseln vermischen. Mit Salz und Zitronensaft abschmecken.

2 Hand voll Brennesselblätter
Salz
etwas Sonnenblumenöl
1 Avocado
250 g Frischkäse
Zitronensaft

Für 4 Personen

8 Scheiben Toastbrot
150 g Mozzarella
(Abtropfgewicht)
1 Hand voll Brennesselblätter
2 frische Eier
Salz
3 EL Milch
etwas Butter

Gebackener Käsetoast

Die Toastscheiben entrinden. Den Mozzarella abtropfen lassen, in 4 Portionen schneiden, diese auf je einen Toast legen und mit einem zweiten Toast bedecken. Die Brennesselblätter waschen, abtropfen lassen und fein hacken. Die Eier zusammen mit Salz und Milch verquirlen. Die gehackten Brennesseln untermischen. Die Käsebrote mehrmals in der Kräutermilch wenden, bis sie gut durchfeuchtet sind. Die Ränder andrücken und die Brote in einer Stielpfanne in etwas Butter auf beiden Seiten goldgelb backen.

Fleisch- und Fischgerichte

Brennesselfrikadellen

Das Brötchen in Wasser einweichen und wieder gut ausdrücken. Die Brennesselblätter waschen, abtropfen lassen und abtupfen. Brennessel, geschälte Zwiebel sowie Petersilie fein hacken und in heißer Butter andünsten. Das Hackfleisch mit dem Salz bestreuen und gut durchkneten. Alle weiteren Zutaten und Gewürze (außer Paniermehl und Butterschmalz) zum Fleisch geben und zu einem geschmeidigen Teig verarbeiten. Mit nassen Händen daraus 8 Frikadellen formen und im Paniermehl wälzen. Das Butterschmalz in einer Stielpfanne erhitzen und die Frikadellen darin auf beiden Seiten knusprig braten. Heiß servieren oder auch kalt verzehren.

Tipp
Hackfleisch müssen Sie reichlich würzen.

Variante: Für vegetarische Frikadellen ersetzen Sie das Hackfleisch durch angequollene feine Haferflocken.

Für 4 Personen

1 trockenes Brötchen
6 Hand voll Brennesselblätter
1 Zwiebel
1 Bund Petersilie
20 g Butter
500 g gemischtes Hackfleisch
1 TL Salz
1 Knoblauchzehe
geriebene Muskatnuss
weißer Pfeffer
2 frische Eier
etwas Milch
Paniermehl
60 g Butterschmalz

Für ca. 20 Stück

Hackfleischrädchen mit Brennesseln im Blätterteig

Für die Füllung:
1 altbackenes Brötchen
1/2 Zwiebel
3 Cornichons
1/2 Paprikaschote
2 Hand voll Brennesselblätter
400 g Rinderhackfleisch
Salz
1 EL Butter
1 frisches Ei
1 EL Tomatenmark
getrockneter Oregano und Thymian
weißer Pfeffer

Für den Teig:
300 g Blätterteig (TK-Ware)
Mehl für die Arbeitsfläche
1 frisches Ei

Die Brötchen in Wasser einweichen und wieder fest ausdrücken. Die geschälte Zwiebel, die Cornichons und die geputzte Paprikaschote fein würfeln. Die Brennesselblätter waschen, abtropfen lassen und fein hacken. Das Hackfleisch salzen und gut durchkneten. Gemüsewürfel und Brennesseln in heißer Butter andünsten. Zusammen mit dem Brötchen sowie dem Ei zum Hackfleisch geben und alles gut vermengen. Mit Tomatenmark, Oregano, Thymian, Salz und Pfeffer kräftig abschmecken.

Anschließend den Blätterteig auftauen lassen und auf einem leicht bemehlten Backbrett zu zwei etwa 0,5 cm dicken Rechtecken ausrollen. Den Hackfleischteig halbieren und zu zwei Rollen formen. Je eine Hackfleischrolle in eine Teigplatte einwickeln und diese an den Enden zusammendrücken. Das Ei verquirlen und die Blätterteigränder und -enden damit bestreichen. Die Rollen in etwa 2 cm dicke Scheiben schneiden und auf ein mit Backpapier ausgelegtes Backblech legen. Wiederum mit Ei bestreichen, 30 Minuten kalt stellen und dann im vorgeheizten Backofen bei 220 °C in etwa 20 Minuten goldbraun backen.

Gemischtes Gulasch mit Wildkräutern

Für 4 Personen

Den Speck in kleine Würfel schneiden. Die Zwiebeln schälen und grob schneiden, den Knoblauch auspressen. In einem Topf das Butterschmalz erhitzen, Zwiebeln und Knoblauch darin andünsten, die Fleisch- und Speckwürfel dazu geben und anbraten. 10 bis 20 Minuten schmoren lassen. Die Brennesseln sowie die anderen Wildkräuter fein hacken und zugeben, Gewürze und Tomatenmark zufügen.

Tipp
Statt mit Wasser oder Brühe können Sie auch mit Weißwein aufgießen.
Dazu passen Salzkartoffeln, Semmelknödel oder Nudeln.

Mit heißem Wasser oder Brühe aufgießen und zugedeckt etwa 1 Stunde schmoren lassen. Bei Bedarf Wasser nachgießen.

100 g magerer durchwachsener Speck
2 Zwiebeln
1 Knoblauchzehe
40–60 g Butterschmalz
600–750 g Schweine- und Rindsgulasch
2–3 Hand voll Brennesselblätter und andere Wildkräuter
Salz, Pfeffer
edelsüßes Paprikapulver
1 TL Tomatenmark
$1/4$ l heißes Wasser oder Fleischbrühe (Würfel oder Instantpulver)

Für 2 Personen

1 Zwiebel
2 EL Pflanzenöl
250 g junge Brennesselblätter
Salz, weißer Pfeffer, geriebene
Muskatnuss, edelsüßes
Paprikapulver
300 g Seelachsfilet
Zitronensaft
30 g geriebener Käse
Butter zum Ausfetten

Brennessel-Fisch-Auflauf

Die Zwiebel schälen, in feine Würfel schneiden und in einem Topf in heißem Öl goldgelb dünsten. Die Brennesseln waschen, abtropfen lassen, zu den Zwiebeln geben und in etwa 5 Minuten zusammenfallen lassen. Mit Salz, Pfeffer, Muskat sowie Paprika würzen und bei schwacher Hitze weiter dünsten. Das Fischfilet unter fließendem kaltem Wasser abspülen, mit Küchenkrepp trockentupfen und in große Würfel schneiden. Diese mit Zitronensaft säuern und anschließend erneut trockentupfen. Die Fischwürfel mit Pfeffer und Paprika würzen. Brennessel-Zwiebel-Mischung, Fischwürfel und Käse miteinander vermengen. Die Masse in eine gefettete Auflaufform füllen und im auf 200 °C vorgeheizten Backofen gut 20 Minuten garen.

Tipp

Streuen Sie die Auflaufform mit Semmelbröseln aus. Das verhindert ein Anbacken, und die Form lässt sich später leichter reinigen.

Saucen & Dips

Helle Brennesselsauce

Für ¹/₂ Liter

Die Butter in einem Topf zerlassen, das Mehl zugeben und unter ständigem Rühren hell anschwitzen. Von der Kochstelle nehmen und etwas abkühlen lassen. Nach und nach die Brühe unterrühren. Anschließend bei schwacher Hitze 30 Minuten ausquellen lassen, dabei häufig umrühren. Mit Salz und Pfeffer würzen. Die Brennesseln waschen, gut abtropfen lassen, fein hacken und in der Sauce einige Minuten ziehen lassen. Zum Schluss die Sahne oder Crème fraîche unterrühren.

Tipp
Die Sauce passt zu gekochtem Fleisch, Fisch und Eiergerichten.

30–40 g Butter
30–40 g Mehl
¹/₂ l Fleischbrühe
(Würfel oder Instantpulver)
Salz, weißer Pfeffer
40 g junge Brennesselblätter
5 EL Sahne oder Crème fraîche

Variante 1: Die Sauce lässt sich auch mit anderen Wildkräutern zubereiten, etwa mit Löwenzahn, Sauerampfer, Bärenklau, Wiesenknopf oder Vogelmiere.

Variante 2: Zwiebeln und Knoblauch verleihen der Sauce eine besondere Würze. Dazu müssen Sie je 1 Zwiebel und Knoblauchzehe schälen, fein hacken und in der Butter andünsten. Das Gemüse dann mit Mehl bestäuben, goldgelb rösten und mit der Zubereitung fortfahren, wie oben beschrieben.

Für ca. 4 Portionen

2 EL Essig
Salz, schwarzer Pfeffer
aus der Mühle
6 El Pflanzenöl
1 EL fein gehackte Zwiebel
10 g junge Brennesselblätter

Brennessel-Vinaigrette

Essig, Salz und Pfeffer miteinander verquirlen. Das Öl unterschlagen und sämig rühren. Die Brennesseln fein hacken und mit den Zwiebelstücken daruntermischen. Die Vinaigrette dann als Salat-sauce verwenden.

Tipp
Diese Sauce passt auch gut zu gekochtem Fleisch.

Für ca. 4 Portionen

20 g junge Brennesselblätter
je 1 TL Petersilie, Schnittlauch,
Dill und Kresse
1/2 Zwiebel
50 g Crème fraîche
2 EL Magerquark
Salz, schwarzer Pfeffer aus
der Mühle, 1 Prise Zucker

Grüne Sauce

Die Brennesseln und die Kräuter abspülen, trockentupfen und fein hacken. Die Zwiebel schälen und in kleine Würfel schneiden. Alles zusammen mit der Crème fraîche und dem Magerquark im Mixer pürieren. Die Sauce mit Salz, Pfeffer und etwas Zucker abschmecken. Sie passt zu gedünstetem oder gekochtem Fisch, Fleisch und Geflügel.

Tipp
Wenn Sie die Sauce über hart gekochte Eihälften und Pellkartoffeln geben, ergibt das eine kleine Mahlzeit.

Variante: Bis zu 3 frische Eier hart kochen, abpellen und halbieren. Die Eigelbe herauslösen und im Mixer mitpürieren. Die Eiweiße grob hacken und zum Schluss unter die Sauce mischen.

Brennesselcreme-Dip

Crème fraîche, Joghurt, Eigelb und Senf mit dem Schneebesen zu einer Creme verrühren. Mit Salz und Pfeffer würzen. Zuletzt die gut gewaschenen, trockengetupften und fein gehackten Brennesseln untermischen.

Für ca. 4 Portionen

200 g Crème fraîche
1 Becher Magerjoghurt
1 frisches Eigelb
1 EL Senf
Salz, Pfeffer
1 Hand voll Brennesselblätter

Brennesssel-Mayonnaisen-Dip

Die Brennesseltriebe gut waschen, dann in kochendes Wasser geben und 2 Minuten blanchieren. Auf ein Sieb schütten, gut abtropfen lassen,

Tipp
Der Dip passt gut zu geräuchertem Fisch und zu Pellkartoffeln.

dann fein hacken und in eine Schüssel geben. Den Schinken in sehr kleine Würfel schneiden, hinzugeben und das Ganze mit einem Passierstab fein pürieren; dabei den Sherry dazugeben. Zu dieser Paste die Mayonnaise sowie den Quark geben und alles gut miteinander verrühren. Den Dip mit Pfeffer, Muskat und Salz würzen.

Für ca. 250 Gramm

2 Hand voll frische junge Brennesseln mit Stielen
25 g roher Schinken ohne Fettrand
1 EL trockener Sherry
150 g Delikatess-Mayonnaise (80 % Pflanzenöl)
50 g Magerquark
weißer Pfeffer, geriebene Muskatnuss, Salz

Gemüsegerichte

Für 4 Personen

50 g Butter
600 g Brennesselblätter
1 Zwiebel
3 EL Sauerrahm
Salz, Pfeffer, geriebene
Muskatnuss

Brennesselspinat

In einem Topf die Butter zergehen lassen. Die Brennesseln zugeben und etwa 5 Minuten dünsten, bis die Blätter zusammengefallen sind. Abseihen und klein hacken. Die Zwiebel schälen, in kleine Würfel schneiden und in einer Pfanne in etwas Butter glasig dünsten. Den Brennesselspinat dazu geben und 3 Esslöffel Sauerrahm untermischen. Köcheln lassen, bis der Rahm eingedickt ist, aber nicht länger als 5 Minuten. Zum Schluss mit Salz, Pfeffer und geriebener Muskatnuss abschmecken.

Tipp
Die Brennesseln vor dem Dünsten 30 Minuten in Buttermilch quellen lassen.

Variante: Die Brennesseln zubereiten, wie oben beschrieben. In einer großen Stielpfanne aus Butter und Mehl eine helle Einbrenne anrühren. Mit $1/2$ Liter Fleischbrühe (Würfel oder Instantpulver), Gemüsesud oder Milch auffüllen und etwa 30 Minuten kochen lassen. Würzen und 4 Esslöffel Sahne unterrühren. Zum Schluss die Brennesseln in die Sauce geben.

Brennesselküchle

Für 4 Personen

Die Brennesseln in kochendem Wasser 2 bis 3 Minuten blanchieren. Dann mit kaltem Wasser abspülen, abtropfen lassen und ausdrücken. Die Blätter fein hacken, in eine Schüssel geben und mit den verquirlten Eiern vermischen. Alles mit Salz, Pfeffer und Muskat würzen. Aus der Brennesselmasse kleine Frikadellen formen und im Mehl wälzen. Die Butter in einer Pfanne erhitzen und die Frikadellen darin auf beiden Seiten knusprig braten.

Tipp

Dazu schmeckt ein Dip aus Weißwein, Sojasauce, geriebenem Meerrettich, Ingwer und Senf.

600 g Brennesselblätter
2 frische Eier
Salz, Pfeffer, geriebene
Muskatnuss
etwas Vollkornmehl
60 g Butter

Frittierte Brennesselspitzen

Für 2 Personen

Die Brennesselspitzen waschen und trockentupfen. Aus Mehl, Bier und Salz einen dickflüssigen Teig herstellen. Die Brennesseln hineintauchen und dann in heißem Öl knusprig ausbacken.

2 Tassen Brennesselspitzen
60 g Mehl
150 ml Bier
Salz
Öl zum Ausbacken

Brennesselgemüse mit Schafskäse und Vollkornnudeln

Für 4 Personen

1 Zwiebel
2–3 EL Olivenöl
1 Knoblauchzehe
600 g junge Brennesselblätter
2 EL Pinienkerne
Salz, schwarzer Pfeffer
aus der Mühle
1 Prise getrockneter Oregano
400 g griechischer Schafskäse
(Feta)
120 g Vollkornnudeln
(Rohgewicht)

Die Zwiebel schälen, fein hacken und in heißem Olivenöl glasig dünsten. Die Knoblauchzehe durchpressen und zugeben. Die Brennesselblätter hinzufügen und 10 Minuten dünsten. Die Pinienkerne einstreuen und alles mit Salz, Pfeffer sowie Oregano würzen. Den Schafskäse in kleine Würfel schneiden, über die Brennesseln streuen und bei geringer Hitze etwa 5 Minuten mitgaren. Inzwischen die Nudeln nach Packungsanweisung bissfest in Salzwasser garen und zusammen mit dem Brennesselgemüse servieren.

Brennessel-Käse-Bratling

Für 4 Personen

600 g junge Brennesselblätter
Salz, weißer Pfeffer
2 frische Eier
1 Knoblauchzehe
1 EL Petersilie
30 g geriebener Gouda
4 EL Weizenvollkornmehl
$^1/_2$ TL Backpulver
Oliven- oder Sonnenblumenöl

Die Brennesselblätter in kochendem Wasser 2 bis 3 Minuten blanchieren, gut abtropfen lassen und grob hacken. Mit Salz, Pfeffer, verquirlten Eiern, durchgepresstem Knoblauch und fein gehackter Petersilie gründlich vermengen. Käse, Weizenvollkornmehl sowie Backpulver zugeben und alles zu einer homogenen Masse verarbeiten. Mit feuchten Händen daraus kleine Küchlein formen. Eine beschichtete Pfanne mit Öl auspinseln und die Küchlein darin auf beiden Seiten knusprig braun braten. Oder die Küchlein als Backlinge auf ein gefettetes Backblech setzen und im vorgeheizten Ofen bei 200 °C etwa 15 Minuten lang backen.

Tipp
Dazu passt ein Eisbergsalat.

Möhren-Brennesselpfanne mit Vollkornreis

Für 4 Personen

Den Vollkornreis in einen Topf geben, mit Wasser auffüllen, dass er gerade bedeckt ist, und samt einer Prise Salz zum Kochen bringen. Den Reis auf kleiner Flamme 35 bis 40 Minuten ausquellen lassen. Inzwischen die Sonnenblumenkerne in einer Pfanne ohne Fett goldbraun rösten, herausnehmen und zur Seite stellen. Die Zwiebel schälen, in Würfel schneiden und im Pflanzenöl andünsten. Die Möhren waschen, putzen, in Scheiben schneiden, zusammen mit 2–3 Esslöffeln Wasser zu den Zwiebelwürfeln geben und 15 Minuten dünsten. Die Brennesselblätter grob hacken, dazugeben und unter häufigem Wenden zerfallen lassen. Alles mit Salz, Pfeffer und Muskat würzen. Kurz vor dem Servieren die Crème fraîche unterziehen und das Ganze mit gerösteten Sonnenblumenkernen bestreuen. Auf 4 Teller verteilen und den Reis als Beilage servieren.

150 g Vollkornreis (Rohgewicht)
Salz
2 EL Sonnenblumenkerne
1 Zwiebel
1 EL Pflanzenöl
500 g Möhren
250 g junge Brennesselblätter
schwarzer Pfeffer aus der Mühle
geriebene Muskatnuss
6 EL Crème fraîche

Gefüllte Paprika
mit Tomatensauce

Für 4 Personen

1 Zwiebel
1 Knoblauchzehe
200 g Brennesselblätter
2–3 EL Pflanzenöl
400 ml Gemüsebrühe
(Würfel oder Instantpulver)
200 g Hirse
80 g geriebener Edamer
Salz, Pfeffer, geriebene
Muskatnuss
4 große rote Paprikaschoten

Für die Tomatensauce:
1 Zwiebel
500 g Tomaten
1 TL Pflanzenöl
getrockneter Thymian und
Oregano
1 EL Crème fraîche

Die Zwiebel schälen und in Würfel schneiden, den Knoblauch durchpressen, die Brennesselblätter fein hacken. Alles im Pflanzenöl anbraten und mit der Gemüsebrühe ablöschen. Die Hirse zufügen und das Ganze 20 bis 25 Minuten garen. Dann den Käse mit der Hirsemasse vermengen und diese würzen. Von den gewaschenen Paprikaschoten die Deckel abschneiden und die Kerne sowie die weißen Innenteile entfernen. Dann die Hirse-Käse-Masse in die Schoten füllen und die Deckel wieder aufsetzen.

Tipp
Tomaten lassen sich leichter enthäuten, wenn sie vorher kurz in heißem Wasser blanchiert wurden.

Inzwischen für die Tomatensauce die Zwiebel schälen und in kleine Würfel schneiden. Die Tomaten abhäuten und vierteln. Das Pflanzenöl in einem kleinen Topf erhitzen, die Zwiebeln darin andünsten und die Tomatenviertel zugeben. Alles mit Salz und Pfeffer sowie den getrockneten Kräutern würzen und 20 Minuten köcheln lassen. Die Sauce mit einem Pürierstab pürieren und die Crème fraîche unterrühren.

Die gefüllten Paprikaschoten in eine Auflaufform setzen, mit der Tomatensauce umgießen und im vorgeheizten Backofen bei 200 °C etwa 20 Minuten garen.

Salate

Tomatensalat mit Schafskäse und Brenneseldressing

Für 4 Personen

Die Tomaten waschen, mit Küchenpapier trockentupfen, dann vierteln, die Stielansätze herausschneiden, die Tomatenviertel in schmale Spalten schneiden und in eine Schüssel geben. Die Brennnesseltriebe gut waschen, in kochendem Wasser 2 Minuten blanchieren, dann auf ein Sieb schütten und gut abtropfen lassen. Die Triebe fein hacken und in eine kleine Rührschüssel geben. Die Zwiebel und die Knoblauchzehe schälen, fein hacken und hinzufügen. Essig, Zucker, Pfeffer und etwas Salz untermischen, dann das Öl darunterschlagen. Das Dressing über die Tomaten geben. Den Schafskäse in Würfel mit etwa 2 cm Kantenlänge schneiden und zusammen mit den Oliven untermischen.

Tipp

Dazu passt knuspriges Baguette oder Fladenbrot.

500 g kleine vollreife Tomaten
20 g frische junge Brennnessel-
blätter mit Stielen (Triebe)
1 kleine Zwiebel
1 kleine Knoblauchzehe
2 EL Weißweinessig
$^1/_2$ TL Zucker
weißer Pfeffer, Salz
3 EL Olivenöl
100 g Schafskäse
(Feta, 40 % F. i. Tr.)
50 g schwarze Oliven mit Stein

Grundrezepte für Brennesselsalat-Saucen

1–2 EL Essig oder Zitronensaft
1 Prise Salz, etwas weißer
Pfeffer, 1 Prise Zucker
4 EL Oliven- oder
Sonnenblumenöl
1 EL gehackte Zwiebeln
frisch gehackte Kräuter
nach Belieben 2–3 TL Senf

Variante mit Essig und Öl: Alle Zutaten mit einem Schneebesen in einer Schüssel verrühren. Zuletzt das Öl darunterschlagen. Diese Essig-Öl-Marinade können Sie in einem Schraubglas im Kühlschrank aufbewahren. Vor Gebrauch gut durchschütteln.

200 ml Naturjoghurt oder süße
bzw. saure Sahne
etwas Zitronensaft
je ¹/₂ TL Salz, Pfeffer, Zucker
nach Belieben 2–4 TL Senf oder
Tomatenketchup, fein gehackte
Kräuter

Variante mit Joghurt oder Sahne: Den Joghurt oder die süße bzw. saure Sahne mit dem Zitronensaft und den Gewürzen gut verrühren. Nach Belieben mit Senf oder Tomatenketchup und frisch gehackten Kräutern abschmecken.

Für 4 Personen

400–600 g junge
Brennesselblätter
Salatsauce nach Wahl

Einfacher Brennesselsalat

Die Brennesselblätter nach dem Waschen und Abtropfen in feine Streifen schneiden und mit einer beliebigen Salatsauce anmachen. Gegebenenfalls die Blätter vor der Zubereitung blanchieren. Den Salat gut mit der Sauce verrühren.

Brennessel-Eier-Salat

Die Eier hart kochen, abpellen und fein hacken. Die Brennesseln waschen, abtropfen lassen und ebenfalls fein hacken. Sie gut mit der Essig-Öl-Marinade sowie den gehackten Eiern vermischen und mit gehackten frischen Kräutern wie Petersilie oder Schnittlauch bestreuen.

4 frische Eier
400–600 g junge
Brennesselblätter
Essig-Öl-Marinade
(siehe Seite 120)
1 Bund Petersilie oder
Schnittlauch

Feiner Eiersalat
mit Brennessel-Senf-Dressing

Die Eier hart kochen, abpellen und in gleichmäßige Scheiben schneiden. Joghurt, Senf, Salz, Pfeffer und Essig zu einer Marinade verrühren. Die Brennesselblätter fein hacken und behutsam unter die Marinade heben. Die Eierscheiben auf einer Servierplatte anrichten und mit der Brennessel-Marinade übergießen.

8 frische Eier
200 g Naturjoghurt
2 EL Senf
Salz, weißer Pfeffer
2 EL Balsamico-Essig
1 Hand voll Brennesselblätter

Salat mit Frühlingskräutern

Für 4 Personen

400–600 g gemischte
Frühlingskräuter wie zum
Beispiel Brennesseln,
Taubnesseln, junger
Löwenzahn, Sauerampfer und
Brunnenkresse
1 Zwiebel
Salatsauce mit süßer Sahne
(siehe Seite 120)
2 EL Sesamsamen

Die Kräuter waschen, gut abtropfen lassen und in feine Streifen schneiden. Alles locker miteinander vermischen und in eine Schüssel geben. Die Zwiebel schälen, in feine Würfel schneiden und zu den Kräuterstreifen geben. Die Salatsauce gut unterheben. Die Sesamkörner in einer Pfanne ohne Öl goldgelb rösten und über den Salat streuen.

Variante 1: Als Marinade das Essig-Öl-Dressing von Seite 120 verwenden.
Variante 2: Knusprig goldgelb geröstete Hühnerhaut, leicht gesalzen und in schmale Streifen geschnitten, passt hervorragend zu Kräutersalaten.

Tomatensalat mit Eiern und Wildkräutern

Für 4 Personen

2 Tomaten
Salz
4 frische Eier
Essig-Öl-Marinade
(siehe Seite 120)
250 g junge Brennesselblätter
und andere Wildkräuter
4 Scheiben Schwarzbrot
Sonnenblumenöl

Die Tomaten blanchieren, die Haut abziehen, das wässrige Kernfleisch entfernen, den Rest in Würfel schneiden und leicht salzen. Die Eier hart kochen, abpellen und grob hacken. Tomaten und Eier mit der Essig-Öl-Marinade vermischen. Die Brennesseln und Wildkräuter fein hacken, dazugeben und alles gut durchmischen. Das Schwarzbrot in Würfel schneiden und in etwas Öl rösten. Mit dem Salat vermischen und servieren.

Brennesselsalat mit Apfel und Champignons

Für 4 Personen

Die Brennesselblätter waschen, abtropfen lassen und grob hacken. Den Apfel schälen, halbieren, Stiel und Kerngehäuse entfernen und die Hälften in dünne Scheiben schneiden. Die Zwiebel schälen und in kleine Würfel schneiden. Die Champignons waschen, putzen und in Scheiben schneiden. Für die Salatsauce die Zutaten gut verquirlen. Die Sauce über den Salat geben und alles gut vermischen.

250 g frische Brennesselblätter
1 Apfel (ca. 100 g)
1 kleine Zwiebel
100 g Champignons

Für die Salatsauce:
2 EL Balsamico-Essig
1 TL Senf
Salz, weißer Pfeffer
4 EL Olivenöl

Kartoffelsalat mit Brennesseln und Kirschtomaten

Für 4 Personen

Die Kartoffeln waschen und in Salzwasser zugedeckt etwa 25 Minuten garen. Dann abschrecken, pellen, noch warm in dünne Scheiben schneiden und diese in eine Schüssel geben. Die Brennesseltriebe waschen, abtropfen lassen und in feine Streifen schneiden. Die Brühe aufkochen, die Brennesselstreifen dazugeben und kurz mitkochen. Die Brühe zusammen mit den Brennesselstreifen über die Kartoffelscheiben gießen. Das Ganze wenden und kurz durchziehen lassen. Die Zwiebel schälen, fein würfeln und untermischen. Aus Essig, Senf, Pfeffer, Salz und Öl ein Dressing rühren und unter den Salat mischen. Die Kirschtomaten waschen, trockentupfen, halbieren und dekorativ auf dem Salat anrichten.

1 kg festkochende Kartoffeln
Salz
2 Hand voll frische junge
Brennesseln mit Stielen (Triebe)
125 ml Gemüsebrühe (Würfel
oder Instantpulver)
1 kleine Zwiebel
2 EL Weißwein- oder Apfelessig
1 TL mittelscharfer Senf
weißer Pfeffer
2 EL Sonnenblumenöl
100 g Kirschtomaten

Rührei und Omelette

Für 4 Personen

6 frische Eier
4 EL Milch
Salz, weißer Pfeffer, geriebene
Muskatnuss
1 Zwiebel
2 Hand voll Wildkräuter,
darunter Taubnesseln und
Brennnesseln sowie
beispielsweise Bärlauch,
Geißfuß, Sauerampfer
1 EL Butter

Rührei mit Wildkräutern

Die Eier mit der Milch verquirlen und mit Salz, Pfeffer sowie Muskat würzen. Die Zwiebel fein hacken. Die Wildkräuter waschen, abtropfen lassen und fein hacken. In einer Pfanne die Butter erhitzen, darin die Zwiebeln glasig dünsten und die Wildkräuter andünsten. Die Ei-Mischung in die Pfanne geben und bei schwacher Hitze leicht stocken lassen. Die gestockte Masse gleich mit einem Holzlöffel vom Pfannenboden lösen. Alles weiter umrühren, bis keine Flüssigkeit mehr vorhanden ist. Auf 4 Teller verteilen und heiß servieren.

Tipp
Je schwächer Sie die Zutaten in der Pfanne erhitzen, desto weicher und flockiger wird das Rührei. Benutzen Sie dazu am besten eine Pfanne mit glatt geschliffenen Boden.

Variante 1: Ca. 150 Gramm gekochten Schinken (ohne Fettrand) in Streifen oder dieselbe Menge mageren durchwachsenen Räucherspeck in Würfel schneiden. Mit den Zwiebeln anbraten.
Variante 2: 100 Gramm Emmentaler reiben und unter die Ei-Masse mischen.

Austernpilz-Brennessel-Omelette

Für 4 Personen

Die Zwiebeln schälen und in Würfel hacken, die Austernpilze waschen, trockentupfen, putzen und in schmale Streifen schneiden. Das Pflanzenöl erhitzen und darin die Zwiebel andünsten. Die Austernpilze zugeben und bei mittlerer Hitze 10 Minuten andünsten. Mit durchgepresster Knoblauchzehe, Salz und Pfeffer abschmecken. Die Brennesselblätter fein hacken, die Eier verquirlen und beide Zutaten miteinander vermengen. Die Ei-Masse über die Austernpilze gießen und bei schwacher Hitze stocken lassen. Das Omelette nach 7 bis 8 Minuten umdrehen, fertig braten und in 4 Portionen aufteilen.

Tipp

Dazu passt ein Eisbergsalat mit einer Marinade aus je 2 Esslöffeln Wasser und Essig, je 1 Teelöffel Pflanzenöl und Senf sowie 2 Esslöffeln Trockenkräutern.

2 Zwiebeln
600 g Austernpilze
2–3 EL Pflanzenöl
1 Knoblauchzehe
Jodsalz, weißer Pfeffer
80 g junge Brennesselblätter
8 frische Eier

Kartoffel-, Knödel- und Reisvarianten

Für 4 Personen

8 große Kartoffeln

Für die Füllung:
1 Zwiebel
30 g Butter
600 g Brennesselblätter
4 EL geriebener Parmesankäse
Salz, Pfeffer
1 altbackenes Brötchen
1 frisches Ei

Zum Schmoren
und für die Sauce:
3 El Butter
250–500 ml Gemüsebrühe
(Würfel oder Instantpulver)
1 EL Weizenvollkornmehl
2 EL saure Sahne
1 Hand voll Brennesselblätter

Gefüllte Kartoffeln

Die Kartoffeln schälen, oben jeweils einen Deckel abschneiden (aufheben!) und die Knollen aushöhlen (das Innere der Kartoffeln können Sie für eine Suppe verwenden). Für die Füllung die Zwiebel schälen, fein hacken, in einen Topf geben und in der Butter glasig dünsten. Die Brennesseln waschen, gut abtropfen lassen, zur Zwiebel geben und zusammenfallen lassen. Den Parmesan und die Gewürze zugeben. Das Brötchen einweichen, gut ausdrücken, zusammen mit dem Ei zur Brennesselmasse geben und alles zu einer homogenen Masse vermischen.

Die ausgehöhlten Kartoffeln mit der Masse füllen und mit ihren Deckeln verschließen. Die Kartoffeln nebeneinander in einen flachen Topf setzen und in heißer Butter leicht anbräunen. Die heiße Gemüsebrühe angießen und die Kartoffeln darin in etwa 30 Minuten gar schmoren. Die Sauce mit dem Vollkornmehl binden sowie mit Salz abschmecken. Die saure Sahne und die fein gehackten Brennesselblätter einrühren. Die gar geschmorten gefüllten Kartoffeln aus dem Topf nehmen, jeweils zwei auf 4 Teller geben und mit der Sauce übergießen.

Kartoffelbrei mit Brennesseln

Für 4 Personen

Die Kartoffeln gut waschen, kochen, schälen und noch heiß in eine Schüssel durchpressen. Heiße Milch, Butter, fein gehackte Brennesseln sowie Gartenkräuter dazugeben und alles mit einem Schneebesen verrühren. Das Ganze mit Salz, Pfeffer und Muskat würzen.

Tipp
Der Brei ist eine ideale Beilage zu den gefüllten Paprikaschoten (siehe Seite 120).

750 g mehlig kochende Kartoffeln
250 ml Milch
1 EL Butter
weißer Pfeffer, geriebene Muskatnuss
30 g Brennesselblätter
1 EL frische Gartenkräuter
Salz

Brennesselknödel

Für 4 Personen

Die Brennesseln waschen, abtropfen lassen und klein schneiden. Die Zwiebel fein hacken und im Öl in einem Topf andünsten. Die Brennesseln zugeben und ebenfalls dünsten. Die Eier in einer Schüssel schaumig rühren. Käse, Mehl, Gewürze sowie Brennesseln zugeben und alles gut verrühren. Die Masse 10 Minuten ruhen lassen. Dann mit einem Löffel Knödel abstechen und in kochendem Salzwasser etwa 15 Minuten ziehen lassen.

600 g Brennesselblätter
1 Zwiebel
2 EL Olivenöl
2 frische Eier
100 g geriebener Käse
300 g Weizenmehl
Knoblauchpulver, Salz, weißer Pfeffer

Brennessel-Reis-Bratlinge

Für 4 Personen

250 ml Gemüsebrühe
(Würfel oder Instantpulver)
Salz
250 g Reis (Rohgewicht)
1 Zwiebel
40 g junge Brennesselblätter
30 g Butter
2 frische Eier
40 g Semmelbrösel
3 EL Pflanzenöl

Die Gemüsebrühe salzen und in einem Topf erhitzen. Den Reis in einem Sieb mit Wasser waschen, abtropfen lassen, in die kochende Brühe einstreuen und etwa 35 Minuten köcheln lassen Die Zwiebel schälen und in kleine Würfel schneiden. Die Brennesseln waschen, abtropfen lassen und fein hacken. Die Butter in einem Pfännchen erhitzen und die Zwiebelwürfel darin glasig dünsten. Die Brennesselblätter zugeben und ebenfalls andünsten. Die Zwiebeln und Brennesseln unter den Reis heben. Die Eier verquirlen und zusammen mit den Semmelbröseln zum Reis geben. Die ganze Masse gut vermengen und mit feuchten Händen daraus Bratlinge formen. Die Bratlinge dann in einer Pfanne in heißem Öl ausbacken.

Tipp
Dazu passt eine Kräuter-Joghurt- oder eine Tomatensauce.

Brennessel-Risotto

Für 4 Personen

1 Zwiebel
250 g Reis (Rohgewicht)
40 g Butter oder
2 EL Pflanzenöl
150 g Brennessel-Wildkräuter-
Mischung
etwa 1 l Fleischbrühe
(Würfel oder Instantpulver)
Salz

Die Zwiebel schälen, hacken und zusammen mit dem Reis in Butter oder Öl glasig dünsten. Die Brennessel-Kräuter-Mischung zugeben und im zugedeckten Topf zusammenfallen lassen. Alles mit der Brühe auffüllen, würzen und 15 Minuten garen lassen.

Tipp
Der Reis nimmt etwa die dreifache Menge an Flüssigkeit auf.

Nudeln, Aufläufe, Gratins

Brennesselspätzle

Für 4 Personen

Die Brennesseln gut waschen, in etwas Salzwasser dünsten, abseihen und sehr fein pürieren. Aus Mehl, Milch, Eiern, Butter oder Sonnenblumenöl, Brennesselpüree, Salz und Muskat einen Teig rühren. Nach Bedarf etwas Milch nachgießen. Der Teig soll glatt und dickflüssig sein. Den fertigen Teig 15 Minuten ruhen lassen. 4 Liter Salzwasser zum Kochen bringen. Den Teig durch einen Spätzlehobel in das kochende Wasser drücken, dieses aufkochen lassen und die Spätzle mit einem Schaumlöffel herausnehmen.

400 g frische Brennesselblätter
400 g Mehl
250 ml Milch
4 frische Eier
40 g Butter oder
2 EL Sonnenblumenöl
Salz, geriebene Muskatnuss

Spaghetti mit Brennesselsauce

Für 4 Personen

Die Brennesseln waschen und sehr fein hacken. Zwiebel und Knoblauch schälen und fein hacken. Die Butter erhitzen, Zwiebel und Knoblauch darin glasig dünsten, Brennesseln dazugeben und unter Rühren 3 Minuten dünsten, Mehl darüber stäuben und hell anschwitzen. Den Topf von Herd nehmen, die Sahne dazugießen, alles verrühren und wieder erhitzen. Die Brühe dazugiessen, aufkochen und cremig rühren. 5 Minuten köcheln lassen und würzen. Die gekochten Spaghetti unter die Sauce mengen. Den Käse darüber streuen.

250 g (Rohgewicht)
gekochte Vollkornspaghetti
2 Handvoll junge
Brennesseltriebe
1 kleine Zwiebel
1 kleine Knoblauchzehe
15 g Butter, 20 g Mehl
50 ml Sahne
200 ml Gemüsebrühe
weißer Pfeffer, Muskat
4 EL geriebener Parmesan

Für ca. 400 g Rohgewicht

2 Hand voll Brennesselblätter
1 knapper EL Salz
350 g Mehl
50 g feiner Grieß
4 frische Eier
1 guter EL Sonnenblumenöl
Mehl für die Arbeitsfläche
4 Liter Salzwasser
etwas Olivenöl

Selbstgemachte Brennesselnudeln

Die Brennesseln mit heißem Wasser übergießen, 10 Minuten stehen lassen, abseihen und ausdrücken. Mit Salz vermischen und pürieren. Das Mehl sowie den und Grieß in eine Schüssel sieben und in der Mitte eine Mulde formen. Eier und Öl darin verrühren, nach und nach das Brennesselpüree einrühren und alles zu einem festen Teig verkneten. Den fertigen Teig im Kühlschrank 30 Minuten kalt stellen. Dann den Nudelteig auf einer bemehlten Arbeitsfläche sehr dünn ausrollen und mit dem Messer in die gewünschte Breite zu Bandnudeln schneiden. Die Nudeln an der Luft trocknen lassen. Das Salzwasser zusammen mit dem Öl zum Kochen bringen. Die Nudeln in das kochende Wasser einstreuen und dann im offenen Topf leise siedend 10 Minuten kochen. (Wenn Sie für die Nudeln Vollkorn- oder Hartweizenmehl verwendet haben, müssen Sie mit einer längeren Kochzeit rechnen.) Die bissfest gegarten Nudeln mit kaltem Wasser abschrecken, auf ein Sieb abgießen und abtropfen lassen.

Tipp
Der Teig sollte elastisch und nicht zu feucht sein. Gegebenenfalls müssen Sie noch Mehl zugeben.

Hinweis: Mit den Brennesselnudeln können Sie die meisten klassischen Nudelgerichte zubereiten, zum Beispiel Spaghetti Bolognese, Spaghetti mit Tomatensauce, Spaghetti Carbonara, Nudeln mit Knoblauch und Öl, Nudeln mit Käse, Schinken oder Thunfisch. Bei einem Hauptgericht veranschlagen Sie pro Person 100 –125 Gramm Nudeln, als Vorspeise reichen 60 –75 Gramm.

Maultaschen mit Brennesselfüllung

Für 4–6 Personen

Das Mehl in eine Schüssel geben, in die Mitte eine Vertiefung drücken, Ei, Salz und Wasser hineingeben und die Zutaten zu einem festen Teig verkneten. Den Teig zu einer Kugel formen, sie in vier Portionen teilen und jede auf bemehlter Unterlage dünn zu einem Flecken ausrollen. Mit einem Teigrädchen Quadrate mit etwa 6 cm Kantenlänge ausschneiden. Für die Füllung die Brennesselblätter sowie den Kerbel gut waschen und beides trockenschleudern. Die Zwiebel schälen und grob zerkleinern. Das Ganze durch einen Fleischwolf drehen oder in ein Rührgefäß geben und mit einem Passierstab fein zerkleinern. Die Butter erhitzen, dann die Kräutermischung unter Wenden bei mäßiger Hitze andünsten. Die Masse in eine Schüssel geben, etwas abkühlen lassen, das Brät sowie das Ei unterrühren und kräftig würzen. Die Semmelbrösel untermischen. Die Masse häufchenweise auf die Hälfte der Teigquadrate setzen, die Ränder mit Eiweiß bestreichen und die restlichen Teigtaschen daraufsetzen. Die Ränder gut zusammendrücken. Die Maultaschen in reichlich kochendem Salzwasser etwa 5 Minuten leise köcheln, dann zugedeckt 5 Minuten ziehen lassen. Oder die Maultaschen als Suppeneinlage in 1¹/₂ bis 2 Liter Fleischbrühe garen.

Tipp

Wenn Maultaschen als Hauptgericht gedacht sind, serviert man sie mit gerösteten Zwiebeln und Salat. Fertig gegarte Maultaschen lassen sich gut einfrieren. Dafür auf einer Platte vorfrosten, dann in Gefrierbeutel füllen. Man kann sie nach Bedarf auch einzeln entnehmen.

Für den Teig:
250 g Mehl
1 frisches Ei (Gew. Kl. M)
Salz
1–2 EL Wasser

Für die Füllung:
125 g frische, junge Brennesselblätter
¹/₂ Bund Kerbel
1 kleine Zwiebel
1 EL Butter
125 g Brät
1 frisches Ei (Gew. Kl. M)
weißer Pfeffer, Salz
4 EL Semmelbrösel

Außerdem:
Mehl zum Ausrollen
1 Eiweiß zum Bestreichen

131

Für 4 Personen

Vollkornravioli mit grüner Füllung

Für den Teig:
*250 g feines
Weizenvollkornmehl, Type 550
1 frisches Ei (Gew. Kl. M)
Salz
1–2 EL Wasser*

Für die Füllung:
*125 g frische, junge
Brennesselblätter
$^1/_2$ Bund Petersilie
75 g geraspelter Emmentaler
geriebene Muskatnuss, Pfeffer,
Salz
1 frisches Ei (Gew. Kl. M)
3 EL Semmelbrösel*

Außerdem:
*Mehl zum Ausrollen
1 Eiweiß zum Bestreichen*

Das Mehl in eine Schüssel geben, in die Mitte eine Vertiefung drücken, Ei, Salz und Wasser hineingeben und die Zutaten zu einem festen Teig verkneten. Den Teig zu einer Kugel formen, sie in vier Portionen teilen und jede auf bemehlter Unterlage dünn zu einem Flecken ausrollen. Mit einem runden Förmchen (etwa 6 cm Durchmesser) Plätzchen ausstechen. Für die Füllung die Brennesselblätter gut waschen, auf einem Sieb abtropfen, dann mit kochend heißem Wasser überbrühen und gut abtropfen lassen. Auf einem Arbeitsbrett ausbreiten und fein hacken. Die Petersilie waschen, trocken schütteln und ebenfalls fein hacken. Das Ganze in eine Rührschüssel geben, den Käse untermischen und die Masse mit Muskat, Pfeffer und Salz würzen. Das Ei darunterrühren, dann die Semmelbrösel untermischen und die Masse etwas quellen lassen. Sollte sie zu weich sein, noch etwas Semmelbrösel untermischen. Die Masse häufchenweise auf die Plätzchen setzen, die Ränder mit Eiweiß bestreichen, die Plätzchen jeweils über der Füllung zusammenklappen, sodass halbkreisförmige Ravioli entstehen. Die Ravioli in reichlich kochendem Salzwasser 5 Minuten leise köcheln lassen, danach zugedeckt 10 Minuten ziehen lassen. Mit einer Schaumkelle herausnehmen.

Tipp
Dazu passt eine Sauce mit Tomaten und Pilzen und frischer Salat.

Semmelauflauf mit Brennessel

Für 4 Personen

Die Brötchen in Würfel schneiden, in eine Schüssel geben, mit der Milch übergießen und diese einziehen lassen. Die Butter zugeben. Den Lauch in Ringe schneiden, die Zwiebeln schälen, klein hacken; die Gemüse in einem Topf andünsten und ebenfalls zu den Semmeln geben. Die Brennesseln waschen, abtropfen lassen, klein hacken, in wenig Wasser weich kochen und abseihen. Die Eier verquirlen und zusammen mit den Brennesseln zu den Semmeln geben. Die Masse gut mischen, würzen und in eine mit Butter ausgestrichene Auflaufform füllen. Mit geriebenem Käse überstreuen und im vorgeheizten Ofen bei 175 °C etwa 30 Minuten backen. Heiß und noch in der Form servieren, da der Auflauf sonst leicht zusammenfällt.

4 altbackene Brötchen
750 ml Milch
2 EL Butter
1 Stange Lauch
2 Zwiebeln
8 Hand voll Brennesselblätter
2 frische Eier
Salz
nach Wahl getrocknete Kräuter
wie Majoran, Salbei, Oregano,
Liebstöckel
weiche Butter für die Form
100 g geriebener Käse

Pfannkuchen, Teigtaschen, Quiche und Pizza

Für 4 Personen

100 g Brennesselblätter
250 g Mehl
4 frische Eier
375 ml Milch
1 Prise Salz
60 ml Sonnenblumenöl

Brennesselpfannkuchen

Die Brennesseln gut waschen, in Salzwasser dünsten, abseihen und fein pürieren. Das Mehl zusammen mit Eiern, Milch, Brennesselpüree und Salz zu einem glatten Teig verrühren. In einer Pfanne das Öl erhitzen und den Pfannenboden dünn mit einem Viertel der Teigmenge bedecken. Den Pfannkuchen bei mäßiger Hitze auf beiden Seiten hellgelb backen, aus der Pfanne nehmen und warm stellen. Auf dieselbe Weise nacheinander weitere 3 Pfannkuchen backen.

Tipp
Wasser statt Milch macht den Pfannkuchen knuspriger.

Variante 1: Die Brennesseln nicht dünsten, sondern ganz fein hacken.
Variante 2: Die Brennesseln mit weiteren Wildkräutern kombinieren.
Variante 3: So wird der Pfannkuchen lockerer: Die Eier trennen, die Eigelbe zum Teig geben, die Eiweiße zu Eischnee schlagen und diesen vor dem Backen unter den Teig ziehen.

Gefüllter Pfannkuchen

Für 2 Personen

Die Eier verquirlen, das Mehl sowie etwas Salz unterrühren und das Mineralwasser unterschlagen, bis ein dünner Teig entsteht. In einer Pfanne das Öl erhitzen. Darin den Pfannkuchen ausbacken und warm stellen. Die Brennesseln grob hacken, die Champignons waschen, putzen und in Scheiben schneiden. Alles in der Butter andünsten. Die Crème fraîche unterheben, würzen und nach Belieben Schnittlauchröllchen zufügen. Die Masse auf eine Pfannkuchenhälfte geben und die andere Hälfte darüberklappen.

Tipp

Dazu passt ein Eichblattsalat mit einer Salatsauce aus Essig, Öl und Senf.

2 frische Eier
4 EL Mehl
Salz
4–6 EL Mineralwasser
2 TL Oliven- oder
Sonnenblumenöl
200 g Brennesselblätter
200 g Champignons
20 g Butter
2 EL Crème fraîche
weißer Pfeffer
Schnittlauchröllchen nach
Belieben

Teigtaschen mit Sojadip

Für ca. 6–8 Stück

Mehl, Öl, Salz sowie Wasser zu einem Teig verrühren und kalt stellen. Die Brennesselblätter dämpfen und abkühlen lassen. Den Teig ausrollen und Teigstücke ausstechen. Diese mit Brennesselblättern belegen, die Ränder mit Eiweiß bestreichen und überschlagen. Mit einer Gabel den Teig verschließen und durchstechen. In einer Pfanne etwas Öl erhitzen und darin die Teigtaschen knusprig braun backen. Die Zutaten für den Dip miteinander vermischen und diesen zu den Teigtaschen servieren.

Für den Teig:
1 Tasse Weizenmehl
$^1/_4$ Tasse Pflanzenöl
Salz
$^1/_4$ Tasse Wasser
10 Tassen Brennesselblätter
1 frisches Eiweiß
Öl zum Backen

Für den Dip:
$^1/_3$ Tasse Sojasauce
$^1/_3$ Tasse warmes Wasser
1 EL geriebener Ingwer

Gefüllte Blätterteighörnchen

Für 12 Hörnchen

*1 Packung Blätterteig
(TK-Ware, 300 g)
Mehl für die Arbeitsfläche
und zum Ausrollen
200 g junge Brennesseltriebe
200 g Blattspinat
50 g frische Champignons
200 g Brokkoli
50 g magerer durchwachsener
Räucherspeck
25 g Butter
weißer Pfeffer, geriebene
Muskatnuss, Salz
1 frisches Eigelb zum
Bestreichen*

Die Blätterteigscheiben aus der Packung nehmen und auf einer bemehlter Unterlage nebeneinander legen und auftauen lassen. Das Gemüse und die Pilze gut waschen, abtropfen lassen, dann putzen und kleinschneiden. Den Speck fein würfeln. Die Butter in einem großen Topf erhitzen, den Speck darin anbraten, dann das Gemüse und die Pilze hinzugeben und das Ganze unter Rühren rundherum andünsten. Mit den Gewürzen und mit Salz würzen. Den Backofen auf 225 °C vorheizen und ein Blech mit Backpapier auslegen. Den Teig zu einem Rechteck ausrollen und in 12 gleichgroße Dreiecke schneiden. Jeweils etwas Gemüsemasse in die Mitte jeden Dreiecks geben und die Dreiecke von der Längsseite her zur Spitze aufrollen, dann zu einem Hörnchen formen. Sie mit der Spitze nach oben auf das Blech legen, mit Eigelb bestreichen und auf mittlerer Einschubleiste etwa 20 Minuten goldbraun backen. Warm servieren.

Brennessel-Quiche

Für 4–6 Personen

Für den Teig:
*250 g Weizenfeinschrot
120 g Butterschmalz
9–10 EL mit Wasser vermischte
Buttermilch
je $\frac{1}{2}$ TL Koriander, Kümmel,
Salbei, Curry und Kräutersalz*

Für den Belag:
750 g Brennesselblätter

Aus Weizenschrot, Butterschmalz, Buttermilch und den Gewürzen einen Mürbeteig herstellen. Ihn in Frischhaltefolie wickeln und kalt stellen. Die Brennesseln in wenig Wasser dämpfen, abtropfen lassen und fein hacken. Gut mit Schichtkäse, Öl, geriebenem Käse, Sahne und den anderen Gewürzen vermischen bzw. abschmecken. Eine Pizzaform leicht einölen und mit zwei Dritteln der Teigmasse auslegen. Den Teig mit einem Holzstäbchen mehrfach einstechen. Die Brennesselmasse auf den Teigboden streichen. Den Rest vom Teig dünn ausrollen, in Streifen schneiden und als Gitter über den Gemüsebelag legen. Mit dem Eigelb bestreichen und die Quiche im vorgeheizten Backofen bei 200 °C 20 bis 30 Minuten backen.

350 g Schichtkäse oder Quark
3 EL Pflanzenöl
70 g geriebener Käse
2–3 EL Schlagsahne
Oregano, Basilikum, Boretsch,
geriebene Muskatnuss, reichlich
Petersilie, Majoran und
Kräutersalz

Außerdem:
etwas Pflanzenöl für die Form
1 frisches Eigelb zum
Bestreichen

Brennessel-Pizza

Für 1 Stück

Für den Pizzateig das Mehl in eine Schüssel sieben, salzen und in die Mitte eine Mulde drücken. Die Hefe hineinbröckeln und alles zusammen mit den restlichen Zutaten zu einem Teig verrühren. 30 Minuten zugedeckt gehen lassen. Dann den Teig ausrollen und auf einem gefetteten Backblech auslegen. Den Rand hochdrücken und mit Öl bestreichen. Die Pizza mit Zutaten nach Wahl belegen und im vorgeheizten Ofen bei 220 °C etwa 15 bis 20 Minuten backen.

Für den Pizzateig:
250 g Mehl
1 Prise Salz
$^1/_2$ Päckchen Hefe
2 EL Pflanzenöl
2 EL Milch
etwas Wasser
etwas Pflanzenöl zum Ausfetten

Für den Belag:
Tomatenscheiben,
Käse (geriebener Emmentaler,
Mozzarella), Brennesselblätter,
Spinat
evtl. Schinken, Salamischeiben,
Oliven, Kapern, Peperoni usw.

Pfannkuchentorte mit Brennesselcreme

Für 12 Stücke

Für die Pfannkuchen:
3 frische Eier (Gew. Kl. M)
Salz
350 ml Milch
100 ml kohlensäurehaltiges
Mineralwasser
250 g Mehl
$^1/_2$ TL Backpulver

Außerdem:
Sonnenblumenöl zum Backen

Für die Füllung:
1 Packung Doppelrahm-
frischkäse (200 g, 70 % F. i. Tr.)
150 g Speisequark, 20 % F. i. Tr.
weißer Pfeffer, Salz
100 g frische junge
Brennesselblätter
2 Knoblauchzehen
100 g gekochter Schinken
ohne Fettrand

Zum Garnieren
100 g Doppelrahmfrischkäse
mit Kräutern (70 g F. i. Tr.)
frische Petersilie

Die Eier zusammen mit Salz, Milch und Mineralwasser verquirlen, das Mehl sowie das Backpulver darunterrühren und den Teig 10 Minuten quellen lassen. Etwas Öl in einer Pfanne erhitzen und mit einer Schöpfkelle etwas Teig hineingeben. Ihn gleichmäßig verlaufen lassen und goldbraun backen, bis die Oberfläche nicht mehr flüssig ist. Vorsichtig wenden und fertigbacken. Den Teig in gleicher Weise zu Pfannkuchen verarbeiten, zwischendurch immer wieder etwas Öl in die Pfanne geben. Die fertigen Pfannkuchen auf Küchenpapier abtropfen und abkühlen lassen. Für die Füllung den Frischkäse zusammen mit dem Quark verrühren und die Creme mit Pfeffer sowie Salz würzen. Die Menge halbieren. Die Brennesselblätter waschen, trockentupfen, heiß überbrühen, fein pürieren und unter die eine Hälfte der Frischkäsecreme mischen. Den Knoblauch schälen, durch eine Presse dazudrücken und alles gut vermengen. Falls nötig, mit Pfeffer und Salz nachwürzen. Den Schinken in kleine Würfel schneiden, dann mit einem Passierstab pürieren. Die Masse unter die andere Hälfte der Frischkäsecreme mischen, das Ganze mit Pfeffer und Salz abschmecken. Einen Pfannkuchen auf eine Platte setzen und mit Schinkencreme bestreichen, darauf den zweiten setzen und mit Brennesselcreme bestreichen. So fortfahren, bis alle Pfannkuchen und die Füllungen aufgebraucht sind. Auf die Oberfläche Tupfer mit Kräuterfrischkäse spritzen und die Petersilie dekorativ darauf anordnen.

Buchweizenpfannkuchen (Blinis) mit Brennesselcreme und Räucherlachs

Für 12 Stück bzw. 4 Personen

Die Eier in ein Rührgefäß schlagen, zusammen mit dem Salz und der Milch gut verquirlen, dann das Buchweizenmehl einrühren und den Teig 10 Minuten quellen lassen. Etwas Butterschmalz oder Öl in einer Pfanne erhitzen und aus dem Teig kleine Küchlein in Bierdeckelgröße ausbacken. Dafür mit einer kleinen Schöpfkelle jeweils etwas Teig in die Pfanne geben und 3 bis 4 Küchlein auf einmal ausbacken. Sobald die Unterseite knusprig und die Oberseite nicht mehr flüssig ist, die Küchlein wenden und fertigbacken. Im vorgeheizten Backofen bei 50 °C warmhalten. Für den Belag die Brennesselblätter waschen, auf ein Sieb geben, mit kochend heißem Wasser überbrühen, gut abtropfen lassen, dann mit einem Passierstab fein pürieren und in eine Schüssel geben. Den Dill waschen und die Fähnchen fein hacken, dann zum Brennesselpüree geben. Den Knoblauch schälen und durch eine Presse dazudrücken. Das Ganze vermengen, dann Quark und saure Sahne dazugeben, gut untermischen und die Creme mit Pfeffer und Salz kräftig würzen. Die Blinis auf 4 Tellern anrichten, auf jeden einen großen Klecks Brennesselcreme setzen, die Räucherlachsscheiben zu Röllchen drehen und darauf anrichten. Jeden Blini mit einem Dillzweig garnieren.

Tipp

Wer keinen Knoblauchgeschmack mag, kann unter die Brennesselcreme 1 Esslöffel frischgeriebenen Meerrettich (ersatzweise aus dem Glas) mischen.

Für den Teig:
3 frische Eier (Gew. Kl. M)
$1/2$ TL Salz
350 ml Milch
250 g Buchweizenmehl

Außerdem:
Butterschmalz oder
Sonnenblumenöl zum Backen

Für den Belag:
2 Hand voll junge
Brennesselblätter
$1/2$ Bund Dill
1 Knoblauchzehe
150 g Speisequark, 20 % F. i. Tr.
100 g dicke saure Sahne
mit 18 % Fett
weißer Pfeffer, Salz
12 hauchdünne Scheiben
Räucherlachs
12 feine Dillzweige
zum Garnieren

Rezeptverzeichnisse

Gesundheitsrezepte

Schönheitsrezepte

Kochrezepte

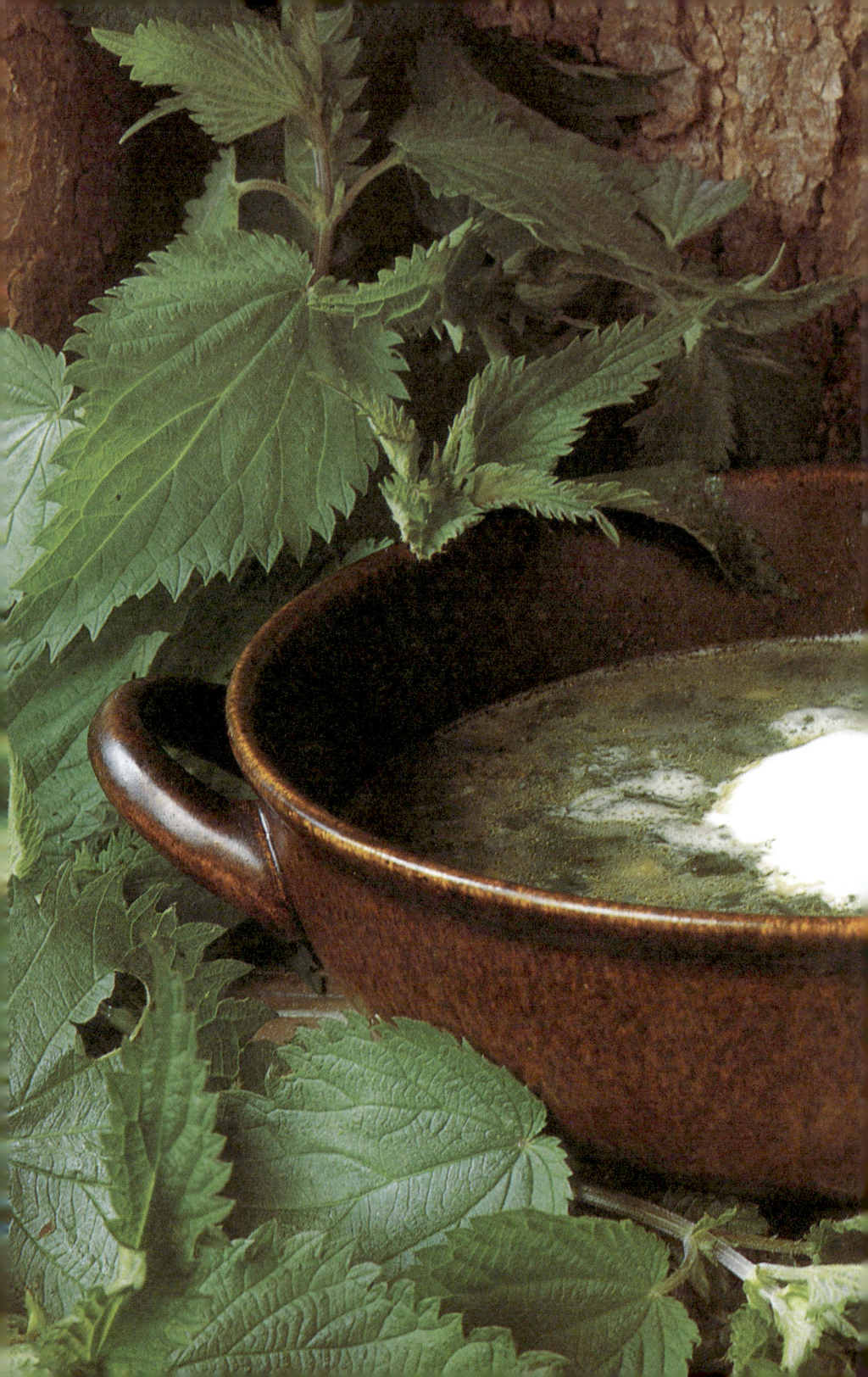